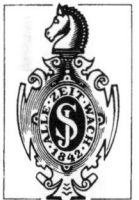

Blutkomponenten und Plasmaersatzmittel

Herausgegeben von
J. R. Kalden und U. D. Koenig

Unter Mitarbeit von
W. Alsweiler   H.-W. Bauer   H. Borberg
B. Brotman   G. Frösner   W. M. Glöckner
H. Harke   J. H. Hartlapp   R. Heicapell
H. J. Illiger   H. J. Klose   K. Köhler-Vajta
A. Koenig   B. Kornhuber   R. Kotitschke
P. Mallmann   H.-E. Mellin   U. Neyer
A. M. Prince   R. E. Schmidt   H. G. Sieberth
W. Stephan   P. Stickelmann   R. A. Zink

Mit 49 Abbildungen und 48 Tabellen

Springer-Verlag
Berlin Heidelberg New York 1982

Prof. Dr. Joachim Robert Kalden
Institut und Poliklinik für klinische Immunologie und
Rheumatologie der Universität Erlangen-Nürnberg,
Krankenhausstraße 12, 8520 Erlangen

Prof. Dr. Ulf Dietmar Koenig
Universitäts-Frauenklinik und Hebammenlehranstalt,
Sigmund-Freud-Straße 25, 5300 Bonn 1

ISBN-13:978-3-540-11448-2   e-ISBN-13:978-3-642-68549-1
DOI: 10.1007/978-3-642-68549-1

CIP-Kurztitelaufnahme der Deutschen Bibliothek
Blutkomponenten und Plasmaersatzmittel / hrsg. von J. R. Kalden u. U. D. Koenig.
Unter Mitarb. von W. Alsweiler... - Berlin; Heidelberg; New York: Springer, 1982.
ISBN-13:978-3-540-11448-2

NE: Kalden, Joachim R. [Hrsg.]; Alsweiler, W. [Mitverf.]

Das Werk ist urheberrechtlich geschützt. Die dadurch begründeten Rechte, insbesondere die der Übersetzung, des Nachdruckes, der Entnahme von Abbildungen, der Funksendung, der Wiedergabe auf photomechanischem oder ähnlichem Wege und der Speicherung in Datenverarbeitungsanlagen bleiben, auch bei nur auszugsweiser Verwertung, vorbehalten. Die Vergütungsansprüche des § 54, Abs. 2 UrhG werden durch die ‚Verwertungsgesellschaft Wort', München, wahrgenommen.

© Springer-Verlag Berlin Heidelberg 1982

Die Wiedergabe von Gebrauchsnamen, Handelsnamen, Warenbezeichnungen usw. in diesem Werk berechtigt auch ohne besondere Kennzeichnung nicht zu der Annahme, daß solche Namen im Sinne der Warenzeichen- und Markenschutz-Gesetzgebung als frei zu betrachten wären und daher von jedermann benutzt werden dürften.

2127/3140-543210

Vorwort

Körperfremde und körpereigene kolloidale Infusionsmittel haben vorrangig in der Notfallmedizin und in der Substitutionstherapie bei definierten humoralen Immundefekten ihren festen Platz. Die heterologen Plasmaersatzmittel bestehen aus Fremdkolloiden wie Dextran, Gelatine und Hydroxyäthylstärke und unterscheiden sich untereinander deutlich in ihren physikochemischen Eigenschaften, dem Molekulargewicht, dem Volumeneffekt, der Verweildauer und in ihren Nebenwirkungen. Bei Blutverlusten treten sie an die Stelle der Plasmaproteine und gewährleisten ein ausreichendes intravasales Volumen. Außerdem haben sie Einfluß auf rheologische und gerinnungsphysiologische Parameter.

Homologe kolloidale Infusionsmittel, wie die Serumkonserve oder die durch Fraktionierung gewonnenen Plasmaderivate (Plasmaproteinlösungen [PPL], Humanalbumin sowie Immunglobuline), haben zusätzliche Eigenschaften, die therapeutisch genutzt werden können. Hauptsächlich ihre Indikationen und Anwendungsbereiche wurden auf dem mit Unterstützung der Firma Biotest Pharma GmbH im Mai 1981 durchgeführten Symposium in Einzelvorträgen dargestellt.

Von besonderem Interesse war erneut, Indikationsbereiche für eine passive Immuntherapie zu diskutieren, wobei diesmal nicht die unterschiedlichen Immunglobulinpräparationen im Mittelpunkt standen, sondern die Besprechung der physikochemischen Eigenschaften und die klinische Anwendung der Serumeiweißkonserve den Vorrang hatte. Wie die Diskussion zeigte, stellt die Serumeiweißkonserve eine wertvolle Alternative zu der Anwendung von intravenös applizierten Immunglobulinpräparationen dar. Hierbei werden dem Organismus außer Immunglobulinen auch wertvolle und notwendige Transportproteine bereitgestellt. Dabei ist die Hepatitissicherheit des kommerziellen Präparats ein entscheidendes Kriterium.

Spezielle Indikationen für die Applikationen von Immunglobulinen bleiben jedoch weiter bestehen und wurden besprochen. Auch der Einfluß von intravenös applizierten Immunglobulinen auf zellvermittelte Immunreaktionen wurde dargestellt.
Wie das vorliegende Buch zeigt, war auch dieses Symposium 1981 durch das Bemühen geprägt, Indikations- und Anwendungsbereiche sowohl körperfremder wie körpereigener Plasmaersatzmittel, letztere in Form der Serumkonserven, der Plasmaproteinlösungen sowie von spezifischen Immunglobulinpräparationen voneinander abzugrenzen und aufzuzeigen.

Erlangen/Bonn, Juli 1982 J. R. Kalden
U. D. Koenig

Inhaltsverzeichnis

H. Harke:

Indikation und Abgrenzung der kolloidalen
Plasmaersatzmittel 1

W. Alsweiler:

Perioperative Infusionstherapie 13

J. R. Kalden:

Immuntherapeutische Möglichkeiten bei Vorbeugung und
Behandlung von Infektionskrankheiten 20

H. Borberg:

Die supportive Therapie der Sepsis bei myeloischer
Insuffizienz 28

*U. D. Koenig, A. Koenig, R. Heicapell, P. Mallmann und
P. Stickelmann:*

Immunparameter unter i. v. Applikation von
Immunglobulin G – Erste Ergebnisse einer kontrollierten
Studie 37

W. Stephan:

Aktivität und Lagerstabilität der Proteine in der
Serumkonserve Biseko 51

A. M. Prince, W. Stephan, and B. Brotman:

Efficacy of Combined Treatment of Human Plasma with
β-Propiolactone and UV Irradiation 68

R. A. Zink:

Einfluß der Serumkonserve auf die rheologischen
Eigenschaften des Blutes unter extremen Bedingungen ... 87

J. H. Hartlapp, R. E. Schmidt und H. J. Illiger:

Die Serumkonserve als supportive Therapie bei der
zytostatischen Behandlung metastasierter Hodentumoren .. 97

H.-W. Bauer und H.-E. Mellin:

Serumkonserve zur Prophylaxe von Komplikationen nach
abdominal-chirurgisch urologischen Eingriffen 102

R. Kotitschke, W. Stephan und A. M. Prince:

Thrombogenitätstestergebnisse von kaltsterilisiertem PPSB
am Schimpansen 107

K. Köhler-Vajta, H. J. Klose und G. Frösner:

Klinische Prüfung auf Hepatitis-Sicherheit
eines „hepatitis-sicheren" Prothrombinkomplexes in
pädiatrischem Krankengut 113

B. Kornhuber:

Varizellenprophylaxe durch
Varizellen-Zoster-Hyperimmunglobulin bei Inkubanden
unter immunsuppressiver Therapie 117

U. Neyer:

Hepatitis-B-Prophylaxe durch passive Immunisierung beim
Dialysepersonal 122

W. M. Glöckner und H. G. Sieberth:

Prophylaktische Wirksamkeit und Halbwertszeit eines
intravenös applizierbaren Anti-HB_s-Hyperimmunglobulins 125

Sachverzeichnis 132

Mitarbeiterverzeichnis

Dr. W. Alsweiler, Chefarzt der Anästesie und Intensivmedizin am Allgemeinen Krankenhaus Viersen, Hoserkirchweg 63, 4060 Viersen 1

Dr. H.-W. Bauer, Urologische Klinik, Klinikum Großhadern, Marchioninistraße 15, 8000 München 70

PD Dr. H. Borberg, Medizinische Universitätsklinik Köln, Joseph-Stelzmann-Straße 9, 5000 Köln 41

Dr. B. Brotman, Lindsley Kimball Research Institute, The New York Blood Center, 310 East 67 Street, New York, NY 10021, USA

Prof. Dr. G. Frösner, Max von Pettenkofer-Institut für Hygiene und Medizinische Mikrobiologie der Ludwig-Maximillians-Universität München, Pettenkoferstraße 9a, 8000 München 2

Dr. W. M. Glöckner, Medizinische Universitätsklinik Köln, Joseph-Stelzmann-Straße 9, 5000 Köln 41

Dr. H. Harke, Oberarzt der Anästesie, Chirurgische Universitätsklinik Kiel, Hospitalstraße 40, 2300 Kiel

Dr. J. H. Hartlapp, Medizinische Universitätsklinik Bonn, Klinisch-Immunologischer Arbeitsbereich, Sigmund-Freud-Straße 25, 5300 Bonn 1

Dr. R. Heicapell, Institut für Anaesthesie, Universität Bonn, Sigmund-Freud-Straße 25, 5300 Bonn 1

Dr. H. J. Illiger, Medizinische Universitätsklinik Bonn, Klinisch-Immunologischer Arbeitsbereich, Sigmund-Freud-Straße 25, 5300 Bonn 1

Dr. H.J. Klose, Universitätsklinik München, Dr. von Hauner'-sches Kinderspital, Lindwurmstraße 4, 8000 München 2

Dr. K. Köhler-Vajta, Universitätsklinik München, Dr. von Hauner'sches Kinderspital, Lindwurmstraße 4, 8000 München 2

Dr. A. Koenig, Universitäts-Frauenklinik Bonn, Sigmund-Freud-Str. 25, 5300 Bonn 1

Prof. Dr. B. Kornhuber, Klinikum der Johann-Wolfgang-Goethe-Universität, Kinderklinik, Theodor-Stern-Kai 7, 6000 Frankfurt

Dr. R. Kotitschke, Forschungsabteilung, Biotest-Serum-Institut GmbH, Flughafenstraße 4, 6000 Frankfurt 73

Dr. P. Mallmann, Universitäts-Frauenklinik Bonn, Sigmund-Freud-Straße 25, 5300 Bonn 1

Dr. H.-E. Mellin, Urologische Klinik, Klinikum Großhadern, Marchioninistraße 15, 8000 München 70

Dr. A. M. Prince, Lindsley Kimball Research Institute, The New York Blood Center, 310 East 67 Street, New York, NY 10021, USA

Dr. U. Neyer, Landeskrankenhaus, Interne Abteilung, Dialysestation, A-6800 Feldkirch, Österreich

Dr. R. E. Schmidt, Medizinische Universitätsklinik Bonn, Klinisch-Immunologischer Arbeitsbereich, Sigmund-Freud-Straße 25, 5300 Bonn 1

Dr. H. G. Sieberth, Medizinische Universitätsklinik Köln, Joseph-Stelzmann-Straße 9, 5000 Köln 41

Dr. W. Stephan, Forschungsabteilung, Biotest-Serum-Institut GmbH, Flughafenstraße 4, 6000 Frankfurt 73

Dr. P. Stickelmann, Universitäts-Frauenklinik Bonn, Sigmund-Freud-Straße 25, 5300 Bonn 1

Dr. R. A. Zink, Klinikum Großhadern, Marchioninistraße 15, 8000 München 70

Indikation und Abgrenzung der kolloidalen Plasmaersatzmittel

H. Harke

Einleitung

Kolloidale Plasmaersatzmittel sind aufgrund ihrer unbegrenzten Verfügbarkeit und ihrer sofortigen Applizierbarkeit nach wie vor Volumentherapeutika der ersten Wahl. Im wesentlichen bestehen sie aus Wasser, Elektrolyten und Kolloiden. In Abhängigkeit von der Herkunft der Kolloide unterscheidet man zwischen körpereigenen (homologen) und körperfremden (heterologen) Plasmaersatzmitteln.
Homologe Plasmaersatzmittel sind ein Produkt aus der Grundsubstanz Blut. Nach Abtrennung der korpuskulären Bestandteile können aus dem verbliebenen Blutplasma durch verschiedene Fraktionierungsverfahren zahlreiche Plasmaderivate hergestellt werden. Aus klinischer Sicht sind u.a. die Plasmaproteinlösungen (PPL) und das Frischplasma zu erwähnen (Tabelle 1).
Heterologe Plasmaersatzmittel bestehen demgegenüber aus Fremdkolloiden, z.B. Dextran, Hydroxyäthylstärke oder Gelatine (Tabelle 1). Die Fremdkolloide treten bei Blutverlusten unmittelbar post infusionem an die Stelle der Plas-

Tabelle 1. Kolloidale Plasmaersatzmittel

	%	Mw.
I. Körpereigene Plasmaersatzmittel		
Frischplasma	6–8	
Plasma-Protein-Lösung (PPL)	3–5	
II. Körperfremde Plasmaersatzmittel		
Dextran 40	10	40 000
Dextran 60	6	60 000
HAES	10	200 000
HAES	6	450 000
HAES	6	40 000
Oxypolygelatine	5,5	30 000
Harnstoffvernetzte Gelatine	3,5	35 000
Succinyl. Gelatine	3	35 000

maproteine, d. h. sie übernehmen intravasal für eine gewisse Zeit den Flüssigkeits- und Wassertransport. In Abhängigkeit von ihrer Verweildauer werden sie dann über die Niere bzw. das retikuloendotheliale System (RES) eliminiert. Aufgrund der unterschiedlichen physikochemischen Eigenschaften bestehen zwischen den verschiedenen kolloidalen Plasmaersatzmitteln beträchtliche Unterschiede. Ein Vergleich ihrer klinischen Wirksamkeit gestaltet sich jedoch ausgesprochen schwierig: Neben einem unterschiedlichen Molekulargewicht und einer differenten Molekülstruktur besitzen die Plasmaersatzmittel auch noch eine unterschiedliche Kolloidkonzentration (Tabelle 1).

Trotz zahlreicher Untersuchungen bestehen im Hinblick auf ihre klinischen Wirkungen nach wie vor abweichende Auffassungen [3, 4, 5]. Es erschien deshalb von besonderem Interesse, diese Frage zum Gegenstand einer umfassenden klinischen Untersuchung zu machen. Dabei sollten u. a. die Volumenwirkung sowie gerinnungsphysiologische und rheologische Änderungen des Bluts erfaßt werden.

Material und Methodik

Es wird über 90 konsekutive Hysterektomiepatientinnen berichtet. Nach streng zufälliger Zuteilung wurde intra- und unmittelbar postoperativ eine der folgenden Infusionslösungen appliziert:

1. Isoione-Elektrolytlösung als 1. Kontrolle
2. 5 %ige Plasmaproteinlösung als 2. Kontrolle
3. 10 %ige Dextranlösung, Dextran 40 (Rheomacrodex)
4. 10 %ige Hydroxyäthylstärke, HAES 200/0,5 (HAES-steril)
5. 6 %ige Dextranlösung, Dextran 60 (Macrodex)
6. 6 %ige Hydroxyäthylstärke, HAES 450/0,7 (Plasmasteril)
7. 5,5%ige Oxypolygelatine (Gelifundol)
8. 3,5%ige harnstoffvernetzte Gelatine (Hämaccel)
9. 3 %ige Gelatine (Neo-Plasmagel)

Das Infusionsvolumen betrug 1000 ml und die Infusionsdauer ca. 2 h. Der operative Eingriff dauerte im Durchschnitt 60 min.

Labordiagnostische Untersuchungen

Volumenwirkung. Die Messung des Hämatokrits als Parameter für den Volumeneffekt erfolgte nach der Methode von Guest u. Weichselbaum [zitiert nach 6]. Dabei korreliert die Hämatokritabnahme proportional mit der Volumenwirkung.

Hämostasiologische Methoden. Die Messung der Thrombozytenfunktion erfolgt nach der Methode von Born u. Cross [1]. Die partielle Thromboplastinzeit (PTT) wurde mit den Reagenzien der Behring-Werke, Marburg, bestimmt.

Hämorheologische Untersuchungen. Die Messung des kolloidosmotischen Drucks mit dem IL 186 Weil-Onkometersystem wurde im Gegensatz zu den anderen Bestimmungen lediglich bei den Patienten des Elektrolyt-, Gelatine-, HAES-Steril- und Dextran-40-Kollektivs durchgeführt. Die Bestimmung der Blutviskosität erfolgte mit dem Ubbelohde Kapillarviskosimeter [7].

Untersuchungsablauf

Die Untersuchungen erfolgten:
präoperativ zur Kontrolle, sodann nach Narkoseeinleitung, jedoch noch vor Infusionsbeginn, nach Ende der 1. Infusion, nach Ende der 2. Infusion, sodann 3, 6, 18 und 30 h nach Ende der 1. Infusion. Die Gesamtzahl der Ergebnisse wurde für jede Meßgröße durch doppelte Varianzanalyse ausgewertet.

Ergebnisse und Diskussionen

Volumenwirkung

Zunächst wurde der Volumeneffekt der verschiedenen Volumenersatzmittel anhand der Veränderung des Hämatokritwerts bestimmt (Abb. 1, Tabelle 2). Dabei zeigte sich, daß die hochkonzentrierten kolloidalen Lösungen den stärksten Volumenzuwachs bewirken. Nach Infusion von 1000 ml erzielen die 10%igen Dextran-und Hydroxyäthylstärkelösungen die größte Volumenwirkung. Mit weiterer Abnahme der Kolloidkonzentration sinkt der Volumeneffekt: So zeigen die 3- bzw. 3,5%igen Gelatinelösungen den geringsten Volumenzuwachs. Herauszustellen ist, daß bei vergleichbaren Ausgangsvolumina für Elektrolytlösungen ein nennenswerter Volumeneffekt nicht nachweisbar wird (Abb. 1).
Zur Erlangung einer optimalen Volumenwirkung ist in Blutungssituationen, z. B. im hämorrhagisch-traumatischen Schock die Funktionsfähigkeit der Blutstillungsmechanismen eine unabdingbare Voraussetzung. Insofern sollten unter operativen oder traumatischen Bedingungen durch Infusion kolloidaler Volumenersatzmittel nicht jene Mechanismen gestört werden, die in traumatisierten Kapillarbezirken zum Verschluß eröffneter Gefäße und somit zur Erhaltung der Blutvolumenkonstanz beitragen. Der Kapillarverschluß in traumatisierten Gewebebezirken wird im wesentlichen durch Adhäsion von Thrombo-

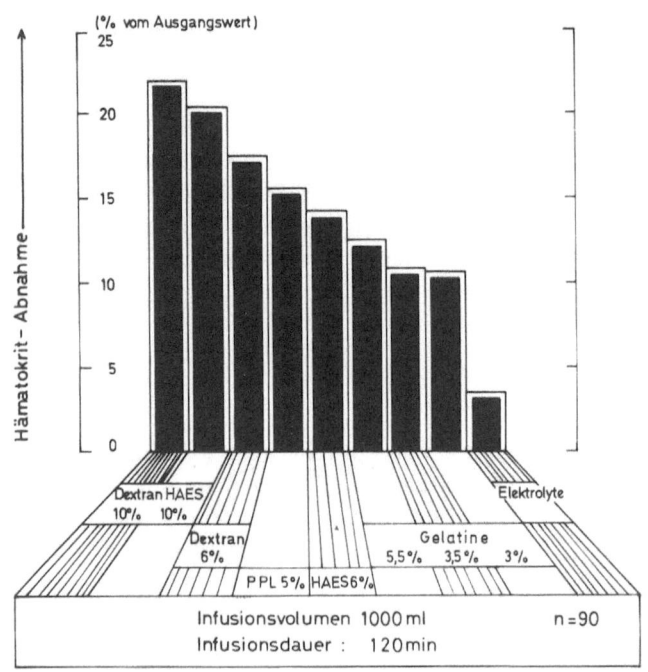

Abb. 1. Säulendiagramm über die intraoperative Volumenwirkung verschiedener Plasmaersatz- und Substitutionsmittel. Dargestellt ist die durchschnittliche Hämatokritabnahme nach einer Infusionsdauer von 120 min bei einem Infusionsvolumen von 1 000 ml. Statistische Auswertung s. Tabelle 2

Tabelle 2. Varianzanalyse über die Hämatokritabnahme als Maß für die Volumenwirkung nach Infusion verschiedener Plasmaersatz- und Substitutionsmittel

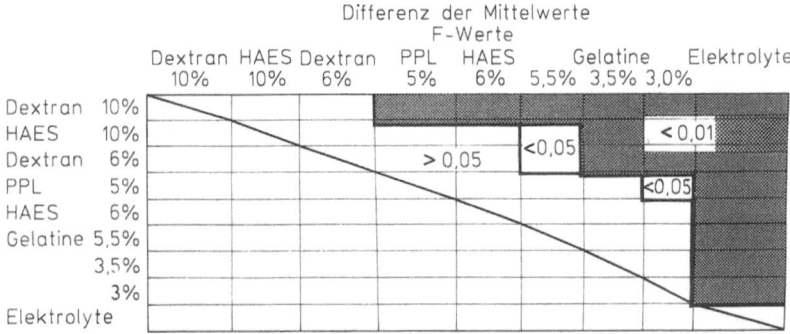

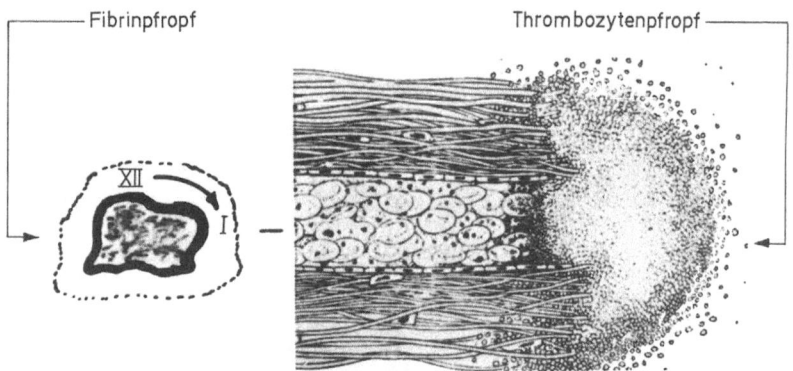

Abb. 2. Physiologischer Ablauf der kapillären Blutstillung. Nach Bildung des wundverschließenden Thrombozytenpfropfs bewirkt die Freisetzung gerinnungsaktiver Phospholipide aus Thrombozyten bereits an der Oberfläche der Membranen eine Aktivierung der intrakapillären Fibrinbildung

zyten bewirkt, die zunächst einen wundverschließenden Thrombozytenpfropf bilden und auf diese Weise den initialen Blutaustritt nach der Verletzung verhindern (Abb. 2). Der primäre Kapillarverschluß wird im weiteren Verlauf durch Aktivierung der intrakapillären Fibrinbildung stabilisiert (Abb. 2). Da in hämorrhagischen Schocksituationen Störungen der Blutgerinnung unvermeidbar sind, sollten die lebensrettenden Blutstillungsmechanismen durch den Einsatz von Volumenersatzmitteln nicht noch zusätzlich beeinträchtigt werden.

Hämostase

Thrombozytenaggregation. Als Folge einer erhöhten intraoperativen Stimulation des Gerinnungssystems beobachtet man in der Kontrollgruppe nach Elektrolytinfusion eine erhöhte Aggregationsneigung (Abb. 3, Tabelle 3). Vergleichbar ist auch die Zunahme der Aggregationsrate bei jenen Patienten, denen intraoperativ 5%ige Plasmaproteinlösung infundiert wurde. Dieser Effekt unterstreicht den physiologischen Ablauf der Blutstillungsmechanismen: Unter operativen Bedingungen ist eine erhöhte thrombozytäre Aggregationsfähigkeit physiologisch und fördert die Ausbildung eines effektiven Wundverschlusses. Dieses Reaktionsverhalten wird von kolloidalen Plasmaersatzmitteln grundsätzlich beeinträchtigt, und zwar in direkter Abhängigkeit von ihrer Kolloidkonzentration (Abb. 3). Demnach zeigen die 3%igen Gelatinelösungen den geringsten, die 10%igen Hydroxyäthylstärke- bzw. Dextranlösungen den stärksten aggregationshemmenden Effekt (Abb. 3).

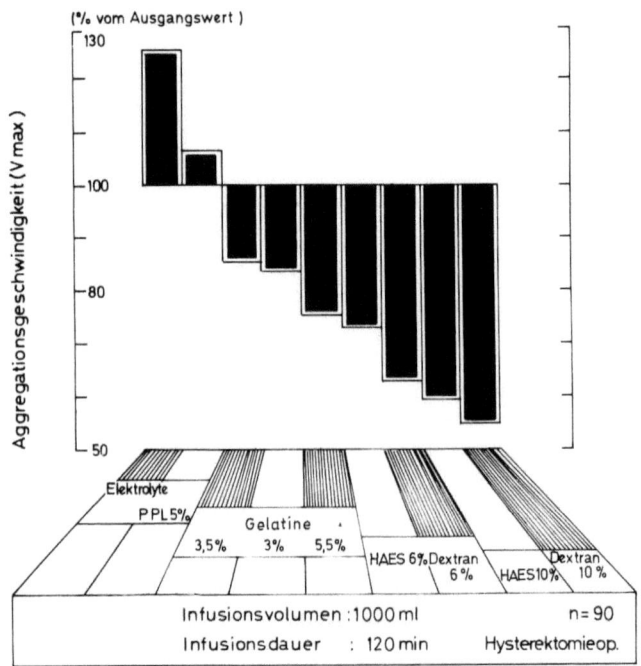

Abb. 3. Säulendiagramm über die intraoperative Beeinflussung der thrombozytären Aggregationsgeschwindigkeit nach Infusion verschiedener Plasmaersatz- und Substituionsmittel. Herauszustellen ist, daß die in den Kontrollgruppen nach Elektrolyt- und PPL-Infusionen nachweisbare Steigerung der Aggregationsfähigkeit durch Infusion kolloidaler Plasmaersatzmittel gesenkt wird. Statistische Auswertung s. Tabelle 3

Tabelle 3. Varianzanalyse über die Beeinflussung der thrombozytären Aggregationsgeschwindigkeit nach Infusion verschiedener Plasmaersatz- und Substitutionsmittel

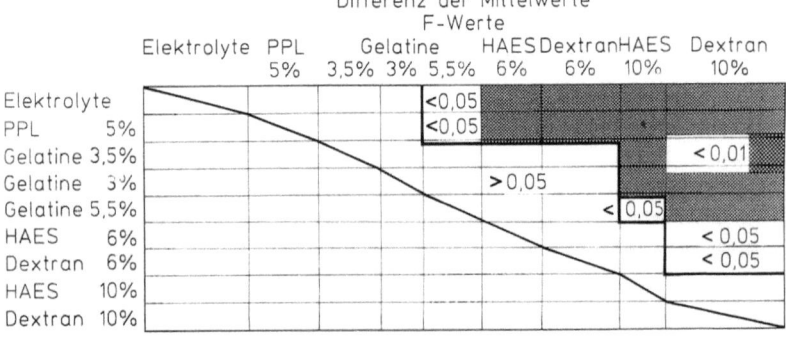

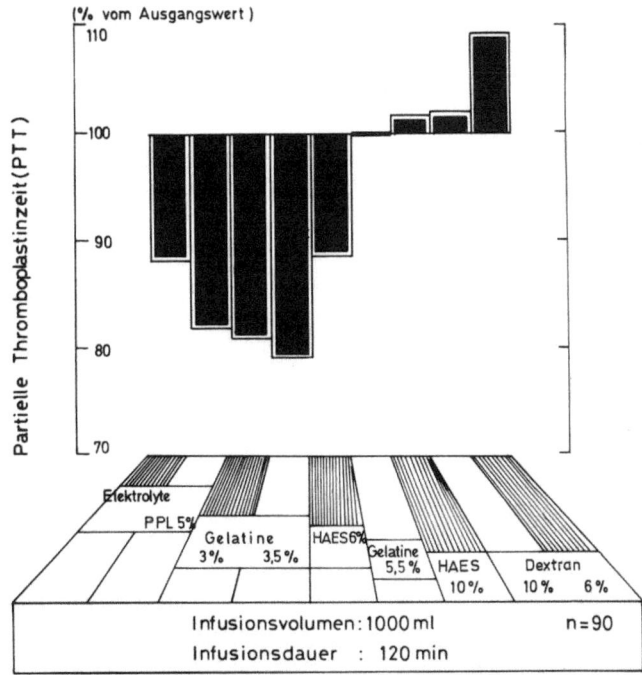

Abb. 4. Säulendiagramm über die Beeinflussung der plasmatischen Blutgerinnung nach intraoperativer Infusion verschiedener Plasmaersatz- und Substitutionsmittel. Dargestellt sind die durchschnittlichen Änderungen der partiellen Thromboplastinzeit. Herauszustellen ist, daß die in den Kontrollgruppen nach Elektrolyt- bzw. PPL-Infusionen nachweisbare Verkürzung der Gerinnungszeit durch 10%ige Hydroxyäthylstärkeinfusion oder Dextranapplikation stark verzögert werden kann. Statistische Auswertung s. Tabelle 4

Tabelle 4. Varianzanalyse über die Beeinflussung der partiellen Thromboplastinzeit durch Infusion verschiedener Plasmaersatz- und Substitutionsmittel

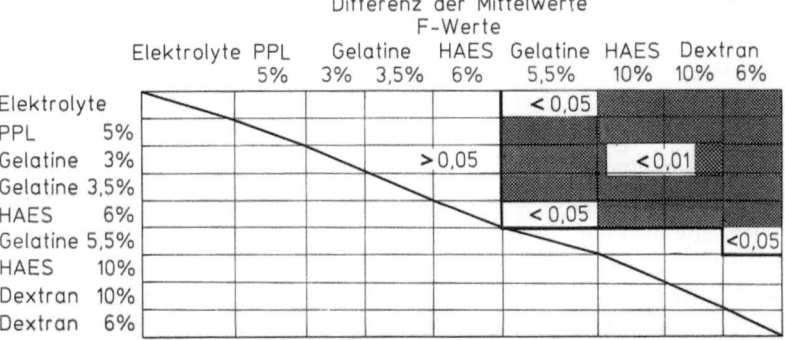

Plasmatische Gerinnung (Fibrinbildungsphase). In Analogie zu den Änderungen der thrombozytären Aggregationsfähigkeit beobachtet man bei den Elektrolytpatienten als Ausdruck einer beschleunigten Gerinnselbildung eine Verkürzung der partiellen Thromboplastinzeit (PTT). Die erhöhte Aggregationsfähigkeit, welche den Verschluß eröffneter Kapillaren einleitet, wird gleichzeitig durch eine beschleunigte intrakapilläre Fibrinbildung unterstützt, wie dies durch den Verlauf der PTT-Zeit demonstriert wird (Abb. 4, Tabelle 4). Dieser Effekt wird durch die Infusion von Plasmaproteinlösung, Gelatine oder 6%iger Hydroxyäthylstärke gar nicht oder nur unwesentlich beeinflußt. Die Meßwerte der PTT bewegen sich in der Größenordnung der Elektolytpatienten. Demgegenüber induzieren die 10%igen Hydroxyäthylstärke- und Dextranlösungen eine deutliche Verzögerung der intraoperativ erhöhten Fibrinbildung: Im Mittel verlängert sich die PTT über den Normwert hinaus und liegt in einer Größenordnung von durchschnittlich 43 s (Abb. 4).

Hämorheologie

Neben einem ausreichenden Volumenersatz ist in Volumenmangelsituationen u. a. eine Verbesserung der Hämorheologie wünschenswert. Die rheologischen Änderungen, bedingt im wesentlichen durch Flüssigkeitsverschiebungen zwischen dem interstitiellen und dem intrakapillären Raum, werden u. a. durch den kolloidosmotischen Druck beeinflußt.

Kolloidosmotischer Druck. Der kolloidosmotische Druck fällt in der Elektrolytgruppe aufgrund intraoperativer Plasmaproteinverluste signifikant ab (Abb. 5). Dieser intraoperativen Abnahme wirkt die Applikation von Gelatine, Hydroxyäthylstärke oder Dextran entgegen. Während Gelatine- und Hydroxyäthylstärkepräparate den kolloidosmotischen Druck intraoperativ im Normbereich stabilisieren, bewirkt die Infusion von Dextranpräparaten einen signifikanten Anstieg der Meßwerte. Dieser hyperonkotische Effekt ist für Dextranpräparate bis 7 h nach Infusionsende nachweisbar (Abb. 5).

Blutviskosität. Aufgrund der unterschiedlichen Änderungen des kolloidosmotischen Drucks ist auch mit einer unterschiedlichen Wirkung auf die Viskosität zu rechnen. Darüber hinaus verfügen Dextranpräparate aufgrund ihrer hohen Kolloidkonzentration über die bei weitem höchste Eigenviskosität. Um einen günstigen rheologischen Effekt zu erzielen, bedarf es nach Dextraninfusion gleichzeitig eines intravasalen Flüssigkeitseinstroms aus dem Interstitium. Auf dieses Verhalten ist von Ehrly [2] wiederholt hingewiesen worden: Plasmaersatzmittel mit hoher onkotischer Wirksamkeit können bei nicht normal hydrierten Patienten zu einem Anstieg der Blut- und Plasmaviskosität führen. Da in der

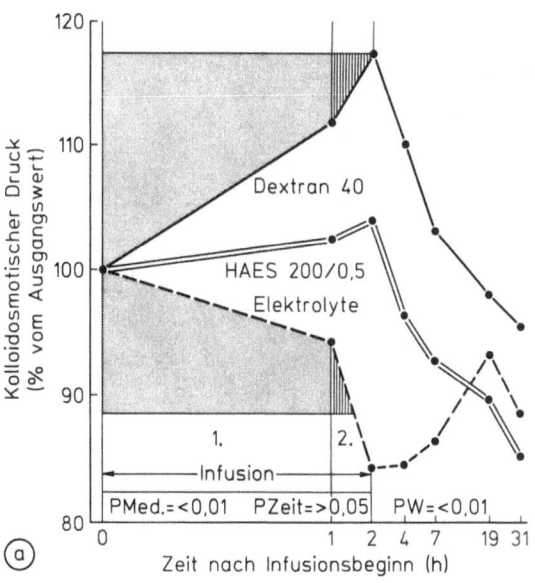

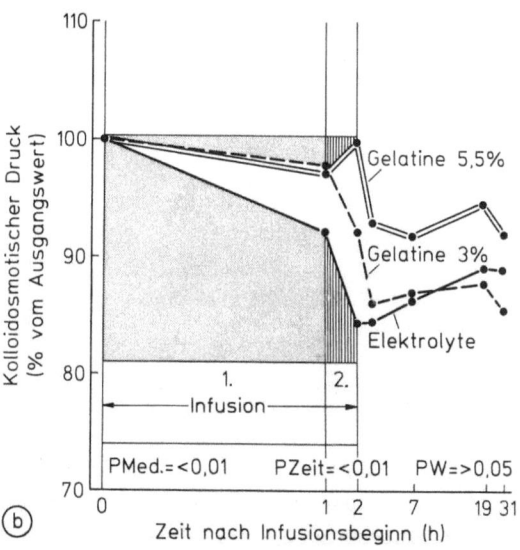

Abb. 5a, b. Verlauf des kolloidosmotischen Drucks nach intra- und postoperativer Infusion verschiedener Plasmaersatz- und Substitutionsmittel. Der hyperonkotischen Dextran-40-Wirkung (**a**) ist der normoonkotische Effekt nach Hydroxyäthylstärke (**a**), und Gelatineinfusionen (**b**) gegenüberzustellen. Darstellung der Mittelwerte

Tabelle 5. Varianzanalyse über Änderungen verschiedener rheologischer Meßwerte bei 50 Hysterektomiepatientinnen unter Einfluß von Elektrolytlösung und HAES 200/0,5, Dextran 40 sowie 3% und 3,5% Gelatine

Quelle der Varianzen	SAQ	FG	MAQ	F
Onkotischer Druck				
Medikament	466,92	2	233,46	46,24[a]
Zeit	266,02	7	38,00	1,69
Medikament × Zeit	313,99	14	22,42	4,44[a]
Rest	1 090,45	216	5,04	
Insgesamt	2 137,40	239		
Blutviskosität				
Medikament	488,33	2	244,16	7,35[a]
Zeit	2 015,60	7	287,94	8,08[a]
Medikament × Zeit	501,62	14	35,83	1,08
Rest	7 171,42	216	33,20	
Insgesamt	10 176,98	239		
Blutviskosität				
Medikament	589,29	2	294,64	3,50[b]
Zeit	3 801,57	7	543,08	7,59[a]
Medikament × Zeit	1 001,15	14	71,51	0,85
Rest	18 177,23	216	84,15	
Insgesamt	23 569,24	239		
Onkotischer Druck				
Medikament	104,60	2	52,30	8,35[a]
Zeit	324,48	7	46,35	8,92[a]
Medikament × Zeit	72,69	14	5,19	0,83
Rest	1 352,47	216	6,26	
Insgesamt	1 854,24	239		

Alle Meßwerte wurden auf Normalverteilung geprüft.
[a] Signifikant auf dem 1%-Niveau
[b] Signifikant auf dem 5%-Niveau

vorliegenden Beobachtungsreihe in allen Fällen eine 12stündige Nahrungs- und Flüssigkeitskarenz eingehalten wurde, könnte dieser Umstand die obengenannten Befunde erklären: So besteht zwischen den Kontrollpatienten und dem Dextrankollektiv ein praktisch vergleichbarer intra- und postoperativer Verlauf (Abb. 6). Demgegenüber wird die Vollblutviskosität nach Applikation von Hydroxyäthylstärke oder 5,5%iger Gelatine im Vergleich zur Kontrolle signifikant vermindert (Abb. 6).

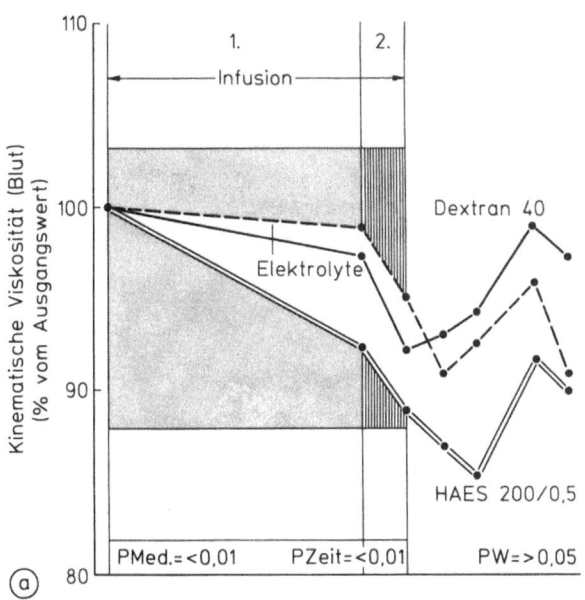

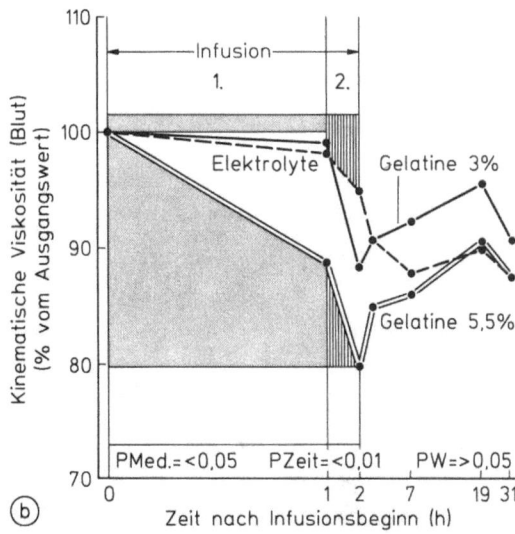

Abb. 6a, b. Änderungen der Blutviskosität nach intra- und postoperativer Infusion verschiedener Plasmaersatz- und Substitutionsmittel. Herauszustellen ist, daß sowohl die 5,5%ige Gelatine als auch die 10%ige Hydroxyäthylstärke die Blutviskosität intraoperativ senken. Darstellung der Mittelwerte

Schlußfolgerungen

Aufgrund unterschiedlicher physikochemischer Eigenschaften ergeben sich für die verschiedenen kolloidalen Plasmaersatzmittel unterschiedliche Indikationen: Dextranpräparate führen in Blutungssituationen zu einer Beeinträchtigung der Blutstillungsmechanismen. In hämorrhagischen Schocksituationen sollten daher aufgrund einer bereits bestehenden Störung der Hämostase gerinnungsneutrale Volumenersatzmittel wie PPL, Gelatine oder 6%ige Hydroxyäthylstärke bevorzugt werden. Diese Präparate verfügen zugleich auch über einen günstigen rheologischen Effekt. Demgegenüber sind Dextrane aufgrund ihrer hyperonkotischen Wirkung spezifische Pharmaka für eine dehydrierende Therapie.

Literatur

1. Born GVR, Cross MJ (1963) The aggregation of blood platelets. J Physiol 168: 178
2. Ehrly AM (1971) Rheologische Probleme beim Einsatz von Plasmaersatzstoffen. Bibl Haematol 37: 309
3. Harke H, Thoenies R, Margraf I, Momsen W (1976) Der Einfluß verschiedener Plasmaersatzmittel auf Gerinnungssystem und Thrombocytenfunktion während und nach operativen Eingriffen. Anaesthesist 25: 366
4. Harke H, Pieper C, Meredig J, Rahman S, Rüssler P (1980) Rheologische und gerinnungsphysiologische Untersuchungen nach Infusion von HAES 200/0,5 und Dextran 40. Anaesthesist 29: 71
5. Popov-Cenic S, Müller N, Kladetzky RG, Hack G, Lang U, Safer A, Rahlfs VW (1977) Durch Prämedikation Narkose und Operation bedingte Änderungen des Gerinnungs- und Fibrinolysesystems und der Thrombocyten. Einfluß von Dextran und Hydroxyethylstärke (HAES) während und nach der Operation. Anaesthesist 26: 77
6. Richterich R (1971) Klinische Chemie Theorie und Praxis. S. Karger, Basel New York
7. Ubbelohde L (1965) Zur Viskosimetrie mit Umwandlungs- und Rechentabellen. In: Göttner GH, Weber W (Hrsg) 7. Aufl. Hirzel, Stuttgart

Perioperative Infusionstherapie

W. Alsweiler

Vor wenigen Jahren noch als unnötige Komplizierung der chirurgischen Behandlung bei vielen unserer Kollegen abgetan, hat die perioperative Infusionstherapie heute einen hohen Stellenwert unter den Registern unserer therapeutischen Möglichkeiten. Vom damaligen bis zum heutigen Kenntnisstand hat eine nachdrückliche Erforschung der Umstände stattgefunden, die der Erhaltung der Homöostase des Organismus dienen, und eine ebenso stürmische oder, um bei der Wahrheit zu bleiben, eher zögernde Übertragung dieser Erkenntnisse in den klinischen Alltag. Immerhin, Infusionstherapie irgendwelcher Art wird an jeder Krankenhausabteilung angewandt, und die Frage „Volumensubstitution ja oder nein" ist sicher kein Anlaß mehr zur kontroversen Diskussion. Die Diskussion beginnt dann, wenn die Frage nach dem Wann, Womit und Wieviel gestellt wird. Hilfestellung zur Beantwortung dieser Fragen zu geben, wird mein Bemühen in den folgenden Ausführungen sein, wobei ich vorweg einräume, daß sicher mehrere Antworten möglich sind, Teilantworten zumindest.

Wann also müssen wir infundieren? Ich möchte die Antwort vorwegnehmen: Infusionstherapie ist perioperativ immer dann angezeigt, wenn die Homöostase des Organismus gefährdet ist. Natürlich verfügt der Organismus über potente Regelmechanismen, die ihn gegen Attacken auf seine Integrität schützen, das aber nur, wenn nicht schon vorher die Kompensationsmöglichkeiten bis an die Grenzen in Anspruch genommen sind. In solchen Fällen können schon kleine weitere Störungen zu gefährlichen Dekompensationen führen. Lassen Sie mich dies an einem banalen Beispiel erläutern: Ein Patient mit einem schlecht eingestellten Diabetes, der durch vermehrte Wasseraufnahme die erhöhte Serumosmolarität auszugleichen versucht, beansprucht sein Extrazellulärvolumen durch fortlaufenden Natriumverlust. Muß dieser Patient nun – ärztlich verordnet – 12 h oder mehr Nahrungs- oder Flüssigkeitskarenz einhalten, dann kann dies Anlaß zu einer schweren Dekompensation des Wasser- und Elektrolythaushalts sein.

Die Schwierigkeit, einen Fehlbestand im Körperwasser und -natrium durch Meßwerte zu erfassen, macht es notwendig, zur Beurteilung der Ausgangssituation eine sorgfältige Anamnese zu erstellen. So kann man retrospektiv zwar, und nur approximativ, eine Flüssigkeitsbilanz durch anamnestische Angaben über

die tägliche Flüssigkeitsaufnahme (was und wieviel) und ausgeschiedene Urinmenge erstellen. Natürlich müssen besondere Flüssigkeitsverluste, wie beispielsweise durch Schwitzen, im Fieber, durch Erbrechen, bei Durchfällen oder Blutverlust mit in diese Bilanz eingehen. Sie kann, sorgfältig erstellt, genau genug sein, um die Ausgangssituation unseres Patienten richtig einzuschätzen.
Klinische Zeichen für die Störung des Extrazellulärvolumens sind nicht immer eindeutig und bedürfen einer sachkundigen Interpretation. Wir brauchen deshalb einfache Meßkriterien, die jedem Kliniker zur Verfügung stehen. Zur Beurteilung des intravasalen Volumens können wir uns der Messung des zentralvenösen Drucks bedienen. Hier erhalten wir raschen und guten Einblick in Veränderungen des intravaskulären Volumens. Aber auch der Blutdruck, insbesondere das orthostatische Blutdruckverhalten bei Messung im Liegen, Sitzen oder gar Stehen gibt einen gut verwertbaren Hinweis auf den Füllungszustand des Gefäßsystems. Das nächste Kriterium ist die ausgeschiedene Urinmenge und natürlich auch die Urinzusammensetzung. Ödeme oder pulmonale Stauung weisen auf absolutes oder relativ zu großes Extrazellulärvolumen hin. Und schließlich bleiben klinische Zeichen wie Hautturgor, Bulbusdruck, Zungenfeuchtigkeit als zusätzliche Anhaltspunkte.
Neben der klinischen Zeichen und Daten stehen auch Laborparameter zur Verfügung. Aber auch hier muß ich vor einer klischeehaften Interpretation der Meßwerte warnen. Dies gilt insbesondere bei der Beurteilung des Serumnatrium als der wichtigsten Regelgröße des Extrazellulärvolumens. Ein normales Serumnatrium kann dreierlei Erklärungen finden.

1. Natrium- und Wasserbestand des Organismus sind normal.
2. Der Bestand an Natrium und Wasser ist gleichermaßen erniedrigt.
3. Gedanklich weiterverfolgt kann ein erhöhtes Serumnatrium einen Fehlbestand an Wasser oder einen Überschuß an Natrium bedeuten, ein erniedrigtes Serumnatrium umgekehrte Deutung finden. Die Therapie müßte entsprechend angepaßt werden.

Wenn nun aus Anamnese, klinischen Zeichen und Labordaten eine richtige Einschätzung der Ist-Situation erfolgt, wird die Frage nach dem Womit und Wieviel leichter zu beantworten sein.
Schon präoperativ muß allerdings in besonderen Fällen weitergedacht werden, nämlich an andauernde Flüssigkeitskarenz bis zum Operationstermin und evtl. anderweitige Verluste.

Planung der präoperativen Infusionstherapie heißt also:
1. Erstellen einer retrospektiven Bilanz,
2. Erkennen der klinischen Symptome (Venenfüllung, Hautturgor),
3. Messen der klinischen Daten (ZVD, RR, Urin),
4. Messen der Laborparameter (S-Na, Hb, Hkt, Urin-Na).

Die Therapie erfolgt nach Interpretation der gefundenen Kriterien, um die richtige oder normale Ausgangssituation herbeizuführen.
Intraoperativ liegt der Schwerpunkt unserer Aufmerksamkeit – bezogen auf die Infusionstherapie – in der Substitution verlorenen Blutvolumens. Die Maxime, den Blutverlust Tröpfchen für Tröpfchen durch Blut zu ersetzen, gehört der Vergangenheit an und hat einer differenzierten Substitutionstherapie mit Volumenersatzmitteln und Blutkomponenten Platz gemacht. In dem Maße, wie es die Präparationstechnik erlaubte, Blut in seine Komponenten zu zerlegen, ist aus der Blutübertragung die Komponententherapie, die Hämatotherapie nach Maß geworden, wie sie Hässig genannt hat. Es ist mir ein Anliegen, mit aller Deutlichkeit zu betonen, daß Volumensubstitutionen nicht ausschließlich mit Blutkomponenten, sprich Albuminlösung oder Serumkonserven erfolgen muß, oder ich möchte es sogar noch akzentuierter sagen, erfolgen darf. Die Gewinnung von Blutkomponenten ist zwangsläufig an das Ausgangsmaterial Vollblut gebunden und Engpässe, die immer wieder bei der Bereitstellung von Blutkomponenten auftreten, zwingen uns, bei der Anwendung von Blutbestandteilen kritische Indikationen zu stellen. Die Forderung, die Lundsgaard-Hansen für den Einsatz von Plasmaproteinen aufgestellt hat, nicht vielen wenig, sondern wenigen viel zu geben, hat unverändert Gültigkeit. Abgesehen davon, findet das Humanalbumin über die biophysikalische Therapie hinaus zunehmend Verwendung in der biochemischen Therapie, zur Entgiftung beispielsweise, und ist dort derzeit nicht zu ersetzen. Darüber hinaus meine ich, gibt es universell einsetzbare und in ihrer Anwendung völlig unproblematische Volumensubstitute, die in weiten Bereichen den Einsatz von Plasmaproteinlösungen zur Volumensubstitution überflüssig machen. Und einen letzten, nicht minder wichtigen Grund lassen Sie mich hinzufügen. Der unkritische Einsatz von Blutkomponenten ist auch aus Kostengründen nicht mehr zu verantworten (Abb. 1).
In der folgenden Abbildung möchte ich Ihnen demonstrieren, wie in meiner Abteilung Volumensubstitution betrieben wird. In Abänderung der Hämatotherapie nach Maß möchte ich es einmal eine Substitutionstherapie nach Maß nennen. Wenn wir die Infusionstherapie so führen, daß wir zu jeder Zeit Isovolämie haben, und wenn wir unterstellen, daß *kardiale* (auch koronare) Kompensationsfähigkeit beim Patienten vorliegt, wird die verminderte O_2-Transportkapazität durch eine beschleunigte Zirkulation ausgeglichen. Hämatokritwerte in der Größenordnung von 28–25% werden so vom Patienten durchaus ohne Sauerstoffschuld toleriert. Bei Erreichen dieser unteren Toleranzgrenze wird die Transfusion von Erythrozyten erforderlich und selbstverständlich müssen in extremen Fällen auch Plasmaproteine, insbesondere Frischplasma, mit den intakten Gerinnungsanteilen substituiert werden (Abb. 2).
Ich habe auf diesem Schema in den horizontalen Balkensäulen den zeitlichen und etwa quantitativen Ablauf einer solchen Infusionstherapie dargestellt, wobei ich mir selbstverständlich im klaren darüber bin, daß eine schematische

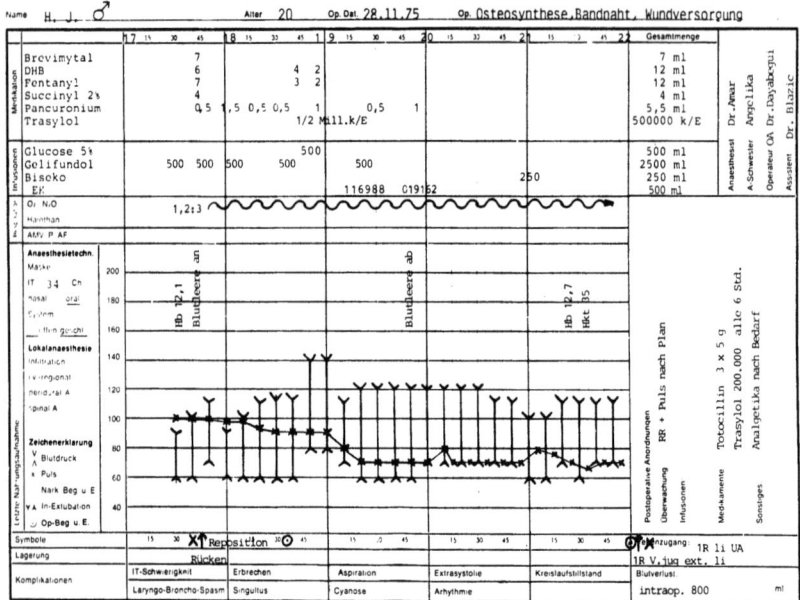

Abb. 1

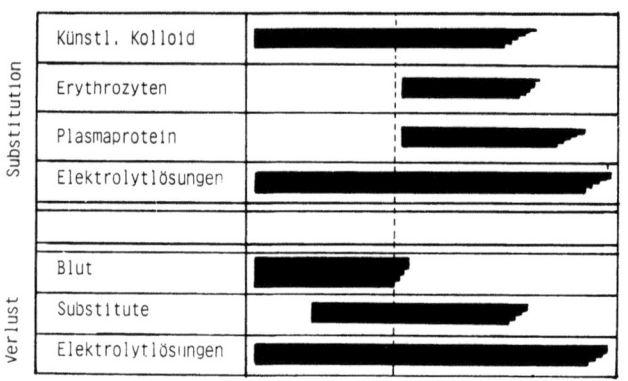

Hb < 28 o. Ende des Blutverlustes

Abb. 2. Bedarfsgerechte Komponententherapie (akute Blutung, Operation)

Übertragung dieses Therapieplans auf jede individuelle Situation nicht möglich ist. Immerhin, in einer Vielzahl von Fällen wird man so verfahren können und dabei ohne Nachteil für den Patienten eine Menge Plasmaproteinlösungen einsparen können.

Als Vollblutkonserven durch Erythrozyten ersetzt wurden und die Komponententherapie begann, hatten wir unsere liebe Not mit der Transfusion dieser dickflüssigen Erythrozytenmasse. Solange diese Transfusion nicht unter Zeitdruck erfolgte, war es zwar kein Problem, daß dieses Erythrozytenkonzentrat nur unendlich langsam einlief. Anders in den Situationen, die eine rasche Erythrozytenübertragung notwendig machten. Um dies zu erreichen, haben sich in der Klinik eine Reihe von Techniken entwickelt, die von der Suspension in Humanalbumin bis zur Glukose und physiologischen Kochsalzlösung reichen.

Da in Fällen, in denen rasche Erythrozytentransfusion erforderlich ist, fast immer auch Volumenmangel besteht, bietet es sich geradezu an, die Erythrozyten in einem Volumensubstitut zu suspendieren und so Volumen und O_2-Träger gleichzeitig zuzuführen. Das Suspendieren nimmt Zeit in Anspruch und bedarf der Hände eines Mitarbeiters, letzteres in Notsituationen äußerst begehrte Mangelware.

Genausogut kann man diese Aufschwemmung nicht im Erythrozytenbeutel herstellen, sondern so erzeugen, daß man das Erythrozytenkonzentrat vor dem Engpaß, sprich vor der intravenös liegenden Kanüle, durch ein im Bypass zulaufendes Suspensionsmittel zur Aufschwemmung bringt. Wir haben deshalb standardmäßig eingeführt, daß die Verdünnung mit Oxypolygelatine (OPG) im Bypass geschieht, und, um dieses Vorgehen zu rechtfertigen, habe ich in einer einfachen Versuchsanordnung die Durchfluß- bzw. Einlaufgeschwindigkeiten verglichen und bin zu den nachfolgenden Ergebnissen gekommen: Zunächst die Versuchsanordnung. Sie war standardmäßig so gewählt, daß der Tropfkammerspiegel 70 cm über der Kanülenspitze lag, die Eintauchtiefe der Kanüle 5 cm betrug. Die Kanüle war eine 1er Braunüle und die Durchflußmenge, die gemessen wurde, war jeweils 100 ml. Die Durchflußgeschwindigkeiten wurden mit Erythrozytenkonzentraten und mit folgenden Suspensionen gemessen: Erythrozyten suspendiert in OPG-Lösung, und zwar 250 ml pro Einheit und Erythrozytenkonzentrate im Bypass mit OPG-Lösung. Die Ergebnisse sind keineswegs überraschend. Ich habe sie in Tabelle 1 zusammengestellt. Sie können sehen, daß durch die von uns praktizierte Technik ein Diluieren im Beutel gar nicht notwendig ist, da es keinen zeitlichen Gewinn mit sich bringt. Die Meßergebnisse sind selbstverständlich durch den Augangshämatokrit der Erythrozytenkonzentrate stark beeinflußt, so daß die Ergebnisse nicht als absolute Zahlen zu sehen sind.

Doch nun zurück zu meinem Thema: Für die intraoperative Infusionstherapie, so möchte ich jetzt resümierend sagen, steht im Vordergrund die Substitution des bei der Operation verlorengegangenen Bluts. Das operationsbegleitende Infusionsregime wird sich deshalb zunächst auf die Volumensubstitution beschränken. Dabei ist, es sei noch einmal gesagt, in aller Regel die Volumensubstitution durch ein künstliches Kolloid völlig ausreichend. Vor allem sollte eine

Tabelle 1

Lösung	Hkt	Zeit/100 ml
EK	70	3'54''
EK	83	9'
EK	65	4'
EK + OPG 250 ml	42	3'20''
EK + OPG 250 ml	39	1'42''
EK + OPG 250 ml	50	3'10''
EK + OPG bypass	31	2'11''
EK + OPG bypass	40	3'21''
EK + OPG bypass	42	2'30''

Durchflußgeschwindigkeit ③

Volumentherapie mit einem künstlichen Kolloid so lange durchgeführt werden, bis der Gang der Operation einen weiteren Blutverlust unwahrscheinlich macht. Die Grenze dieser Technik ist dann erreicht, wenn die Sauerstofftransportkapazität nicht mehr ausreicht, d. h. also größenordnungsmäßig dann, wenn der Hämatokrit, Isovolämie und kardiale Kompensationsfähigkeit unterstellt, die 28-%-Marke erreicht. Es ist übrigens, das möchte ich an dieser Stelle noch einfügen, gar nicht schwierig, den Hämatokrit in seinem Verlauf zu verfolgen, dies kann man unschwer am Operationstisch mit einer kleinen Mikrozentrifuge selbst durchführen. Tun Sie es, und Sie werden erstaunt sein, wie selten Sie noch Erythrozyten transfundieren werden. Mit Abschluß der Operation stellt sich die Frage nach dem Bestand der Serumproteine: Ist die Substitution von Albumin und Globulin notwendig oder kann dem Organismus in der individuellen Situation des Patienten nach überstandem Eingriff die Synthese dieser für die Gerinnung, für die Infektabwehr und die Wundheilung so ungeheuer wichtigen Plasmaproteine selbst zugemutet werden. Wird dies erforderlich, geschieht es in dem Maß, wie die Proteinlösungen vom Kreislauf aufgenommen werden können. Mit Abschluß der Operation ist natürlich die Sorge um das intravasale Volumen nicht beendet, denn Plasmaersatzmittel werden mehr oder weniger rasch aus dem Körper eliminiert und müssen intravasal ersetzt werden.

Noch andere Gefahren drohen dem Patienten unabhängig von dem Grundleiden in der postoperativen Phase. Blutgerinnungsstörungen, Infektionen und Veränderungen im Wasser- und Elektrolythaushalt können seiner Genesung im Wege stehen. Ich möchte Ihre Aufmerksamkeit auf die Stoffwechseleinflüsse in der Postaggressionsphase lenken. Wir finden in dieser Phase neben vermehrter Lipolyse und verstärkter Glukoneogenese aus Aminosäuren auch eine Glukoseverwertungsstörung, über die ja schon auf vielen Kongressen diskutiert wurde. Im Postaggressionszustand erhöht sich nicht nur der Flüssigkeitsbedarf durch den vermehrten Anfall von traumatisch oder operativ-traumatisch bedingten Metaboliten, auch der Bedarf an Elektrolyten ändert sich. Der korrigierte Basisbedarf also beträgt 300 mval Natrium, der Kaliumbedarf liegt zwischen 60 und 120 mval, dies ist in starkem Maße abhängig von der Zufuhr an Kalorien durch Kohlehydrate (1 mval/6 g KH). Der Flüssigkeitsbedarf liegt bei 40 ml pro kg KG. Dieser Flüssigkeitsbedarf ist natürlich gerade am Operationstag sehr korrekturbedürftig. Ich habe in dem Abschnitt „präoperative Infusionstherapie" bereits auf das Flüssigkeitsdefizit, das durch die präoperative Nahrungs- und Flüssigkeitskarenz entsteht, hingewiesen. Diese haben wir bereits präoperativ bzw. intraoperativ ausgeglichen. Postoperativ müssen wir nun Verluste kompensieren, die durch die erhöhte Perspiratio insensibilis am Operationstag entstehen, erhöht durch Abdunstung aus dem geöffneten Abdomen, erhöht durch die Beatmung mit trockenen Narkosegasen und Verlust in den „third space", schließlich aber auch durch meßbare Verluste aus Sonden und Drainagen.

Es würde viel zu weit gehen, würde ich im folgenden noch die komplette postoperative Infusionstherapie einschließlich der parenteralen Ernährung abhandeln wollen. Lassen Sie mich lediglich als Orientierungshilfe vorschlagen, postoperativ eine Gruppierung der Patienten nach der zu erwartenden Dauer der Nahrungskarenz vorzunehmen.

1. Wer über 1–2 Tage hungern muß, dem reicht die Zufuhr von Flüssigkeit und Elektrolyten.
2. Eine Minimaldiät braucht derjenige, der 1–3 Tage auf orale Nahrungsaufnahme warten muß, etwa in der hier aufgeführten Zusammensetzung.
3. Postoperative parenterale Ernährung bleibt dem Patienten vorbehalten, der darüber hinaus hungern muß und dann evtl. über Wochen einer solchen Ernährung bedarf.

Literatur

1. Hässig A, Barandun S, Bucher U, Lundsgaard-Hansen, P (1974) Hämotherapie nach Maß. Dtsch med Wschr 99: 913
2. Harke H, Thoenies R, Margraf I, Momsen W (1976) Der Einfluß verschiedener Plasmaersatzmittel auf Gerinnungssystem und Thrombocytenfunktion während und nach operativen Eingriffen. Anaesthesist 25: 366
3. Unseld H, Schlürmann D, Pfaender M, Voigt E (1981) Resuspension von Erythrozytenkonzentraten: Klinische Untersuchungen mit Humanalbumin und Oxypolygelatine. In: Infusionstherapie 3: 141
4. Ahnefeld FW, Bermann H, Burri C, Dick W, Halmágyi M, Hossli G, Rügheimer E (1980) Therapie mit Blutkomponenten. Springer, Berlin Heidelberg New York
5. Lundsgaard-Hansen P, Pappova E, Schüpbach P (1980) Neue Gesichtspunkte bei Volumensubstitution und parenteraler Ernährung. In: Lawin P, Wendt M (Hrsg) Bd 17. Thieme, Stuttgart

Immuntherapeutische Möglichkeiten bei Vorbeugung und Behandlung von Infektionskrankheiten

J. R. Kalden

Einleitung

Untersuchungen von Behring und Kitasato im auslaufenden 19. Jahrhundert bildeten die Grundlage für die Serumtherapie, für die heute in der Prävention der Therapie von Infektionserkrankungen angewandten Immunglobulinpräparationen und Serumeiweißkonserven. Wenn auch Untersuchungen u. a. innerhalb der beiden letzten Dekaden aufdecken konnten, daß in der Infektionsabwehr eine Vielzahl von unspezifischen und spezifischen, miteinander kooperierenden Mechanismen des Immunsystems von Bedeutung sind, werden auch gegenwärtig noch vorwiegend Immunglobulinpräparationen bei immuntherapeutischen Überlegungen zur Prophylaxe und Behandlung von Infektionserkrankungen berücksichtigt. Dies liegt einmal daran, daß unspezifische Abwehrmechanismen wie das Komplement- und Properdinsystem, Lysozyme, freigesetzt von phagozytierenden Granulozyten, Lymphokine – produziert von stimulierten Lymphozyten – und Interferon noch nicht in ausreichender Weise substituiert bzw. in ihrer Reaktivität stimuliert werden können. Gleiches gilt auch für unspezifische zelluläre Abwehrmechanismen durch phagozytoseaktive Zellpopulationen wie Makrophagen, Monozyten und Granulozyten. Auch für die Stimulation Thymus-Lymphozyten-vermittelter Immunreaktionen, die im Ablauf einer Abwehrreaktion gegen Infektionserreger durch die Bereitstellung von Subpopulationen mit zytotoxischen Effekten bzw. von Subpopulationen mit Helferfunktionen für die antikörperproduzierenden B-Lymphozyten eine zentrale Stellung im Immunsystem einnehmen, stehen bislang Substanzen und Medikamente zur Verfügung, die noch in den Bereich der experimentellen Medizin einzuordnen sind. Solche Substanzen sind der Transferfaktor, unterschiedliche Präparationen von Thymushormonen, Leber-, Thymus- oder Knochenmarktransplantationen, Granulozytentransfusionen und unspezifische Stimulationen durch Medikamente wie z. B. durch das Antihelmintikum Levamisol. Es erscheint daher verständlich, daß die folgende Übersicht sich auf die Indikation und die bislang erzielten Erfolge in der Anwendung unterschiedlicher Immunglobulinpräparationen in der Prävention und Therapie von Infektionserkrankungen beschränken muß. Doch sollte der mit Immunglobulinen behandelnde Arzt sich immer der Tatsache bewußt sein, daß Immunglobuline nur einen Teil der Effektormechanismen des Immunsystems darstellen.

Anwendung von Immunglobulinpräparaten in Prophylaxe und Therapie von Infektionserkrankungen

Hinsichtlich der zur Verfügung stehenden unterschiedlichen Präparationen von Immunglobulinen zur intramuskulären und intravenösen Therapie ist auf eine Vielzahl von Übersichtsarbeiten zu verweisen [1-8]. Kurz erwähnt werden muß lediglich, daß die zur therapeutischen Anwendung zur Verfügung stehenden Präparationen unterschiedliche Halbwertszeiten aufgrund der unterschiedlichen Präparationsmethoden haben, und daß sie sich hinsichtlich der Konzentration von IgG-Subklassen unterscheiden. Ebenso selbstverständlich erscheint es, daß bei der Anwendung von Immunglobulinen in der Prävention von Infektionserkrankungen der gewünschte Antikörper in dem Präparat vorhanden sein sollte, und daß die Immunglobulintherapie so frühzeitig begonnen werden muß, daß die Infektion im Stadium der Bakteriämie bzw. Virämie durch den applizierten Antikörper erfaßt wird. Wünschenswert und eine Aufgabe für die Zukunft ist es, die unterschiedlichen biologischen Aktivitäten von Immunglobulinsubklassen des IgG-Antikörpermoleküls näher zu definieren und möglicherweise durch die Präparation spezifischer IgG-Subklassen zur therapeutischen Anwendung gewünschte biologische Effekte wie die Opsonierung zu steigern.

Hinsichtlich der Indikationsbereiche für die Anwendung von Immunglobulinen in der Klinik steht es außer Zweifel, daß eine Substitutionstherapie bei einem nachgewiesenen Antikörpermangelsyndrom die Therapie der Wahl zur Prävention rezidivierender Infekte darstellt. Bei dieser Indikation ist jedoch einmal zu beachten, daß bei Patienten mit einer IgA-Defizienz, die häufig mit rezidivierenden Infekten im Respirations- bzw. Gastrointestinaltrakt einhergeht, vor einer Substitutionsbehandlung das Serum des zu substituierenden Patienten auf das Vorhandensein von Antikörpern gegen das Immunglobulin A zu untersuchen ist. Solche Untersuchungen sind notwendig, da ein Teil dieser humoralen Defektimmunopathie durch Antikörper gegen IgA verursacht wird, und bei der Präsenz des Anti-IgA-Antikörpers die Substitution mit IgA-angereicherten Immunglobulinpräparationen zu schweren Nebenwirkungen führen kann. Weiterhin ist zu bemerken, daß eine Substitution eines IgA-Defekts mit begleitenden Infektionen im Respirations- bzw. Gastrointestinaltrakt mit einem IgA-angereicherten Immunglobulinpräparat wenig sinnvoll ist, da diesen Präparationen das sekretorische IgA-Molekül fehlt, was für eine Abwehrfunktion des IgA-Antikörpers in diesen Organbereichen von essentieller Bedeutung ist.

Schwieriger und damit auch kritischer zu beurteilen ist bereits die Indikation zur Gabe von Immunglobulinpräparationen bei sog. sekundären Defektimmunopathien. Diese in der Klinik relativ häufig anzutreffenden Krankheitssituationen können einmal durch Medikamente mit immunsuppressiver Wirkung verursacht sein, die besonders in der Behandlung von Autoimmun- wie Tumorerkrankungen zur Anwendung kommen, im Rahmen der Strahlentherapie auftreten sowie sich passager bei ausgedehnt polytraumatisierten Patienten, und hier besonders nach größeren chirurgischen Eingriffen mit einer lang anhaltenden Anästhesie, manifestieren. Ebenfalls passager werden Defektimmunopathien bei Zuständen einer Malnutrition sowie im Rahmen von lymphoproliferativen bzw. chronisch entzündlichen Krankheitsbildern beobachtet. Ein sekundärer Antikörpermangel kann weiterhin durch eine hyperkatabole Reaktionslage des Organismus entstehen, bzw. durch einen ausgeprägten Verlust von Immunglobulinen, z. B. im Rahmen des nephrotischen Syndroms [5]. Letztlich ist bei der Anwendung von Immunglobulinen bei Virusinfektionen daran zu denken, daß Virusinfektionen per se einen immunsuppressiven Effekt auf das körpereigene Abwehrsystem ausüben. Mit Ausnahme der Antikörpermangelsyndrome infolge eines hyperkatabolen Mechanismus bzw. im Rahmen eines massiven Antikörpermangels ist bei all den genannten Möglichkeiten einer sekundären Defektimmunopathie wiederum daran zu denken, daß nicht nur das humorale, sondern auch das zelluläre Immunabwehrsystem, wie auch unspezifische Effektormechanismen in der Regel vermindert sind.

Die Therapie der sekundären Defektimmunopathien, mit Ausnahme von Abwehrdefekten im Zustand einer Malnutrition bzw. nach chirurgischen Eingriffen, auf die noch näher eingegangen werden wird, kann keine Dauertherapie mit Immunglobulinpräparationen sein. Zu empfehlen ist, daß bei Patienten mit sekundären Defektimmunopathien, besonders mit Defektimmunopathien im Bereich des Humoralschenkels des Abwehrsystems, parallel zu einer gezielten antibiotischen Therapie Immunglobulinpräparationen nur dann gegeben werden, wenn ein manifester Infekt durch die Gabe von Antibiotika allein nicht erfolgreich behandelt werden kann. Zusätzlich sollte die zur Anwendung kommende Immunglobulinpräparation Antikörper gegen den zu bekämpfenden Infektionserreger beinhalten, möglicherweise in angereicherter Form.

Ebenso unbestritten wie die Anwendung von Immunglobulinpräparationen in der Substitutionstherapie von humoralen Immundefekten [9] ist die Gabe von Immunglobulinen als prophylaktische Therapie der in Tabelle 1 aufgeführten Infektionserkrankungen. Die prophylaktische Anwendung von Hepatitis-B-Hyperimmunglobulinen ist u. a. dann indiziert, wenn zu vermuten ist, daß eine möglicherweise infizierte Person keine Antikörper gegen das Hepatitis-B-Virus besitzt [10]. In Zukunft ist zu hoffen, daß durch die Entwicklung eines Impfstoffs mit der Möglichkeit zu einer aktiven Immunisierung die Hepatitis-B-Infektion keine weitere klinische Bedeutung mehr hat. Dies ist im Gegensatz

Tabelle 1. Infektionserkrankungen mit anerkannter Indikation zur prophylaktischen Anwendung von Immunglobulinpräparationen

Krankheitsbild	Immunglobulinpräparationen
Hepatitis A	SGG
Hepatitis non A/non B	SGG
Hepatitis B	HIG
Mumps	HIG
Masern	HIG
Rubella	HIG
Vaccinia	HIG
Varicella Zoster	HIG
Rabies	HIG
Tetanus	HIG
Parotitis Epidemica	SGG oder HIG

SGG = Standardimmunglobulin; HIG = Hyperimmunglobulin

zu der Non-A/Non-B-Hepatitis, für die weder ein Hyperimmunglobulin zur prophylaktischen Anwendung noch die Möglichkeit zu einer aktiven Immunisierung existiert, da bislang der Erreger nicht identifiziert werden konnte. Die prophylaktische Anwendung von Standardimmunglobulinen zur intramuskulären Applikation in der Prophylaxe dieser Leberinfektionserkrankung ist in ihrem Ergebnis bisher umstritten.

Masern und Mumps sind, wie kürzlich auf einem interdisziplinären Forum der Bundesärztekammer in Köln festgestellt werden konnte [11], keinesfalls harmlose Kindererkrankungen, da sie mit bakteriellen Superinfektionen, Enzephalititiden, Hörschäden und Meningitiden einhergehen können. Daher ist eine prophylaktische Anwendung von Hyperimmunglobulinen bei dem Verdacht auf eine dieser Infektionen indiziert, u. a. bei Säuglingen innerhalb der ersten 15 Lebensmonate. Ein ausreichender Schutz durch die Gabe eines Hyperimmunglobulins bis zum 4. Tag post expositionem erscheint gewährt. Vom 4.–6. Tag an empfiehlt es sich, eine höhere Dosierung des Hyperimmunglobulins anzuwenden, wobei die normale Schutzdosis etwa 0,2 ml/kg KG beträgt. Wie für die Hepatitis B, für Masern und Mumps, besteht auch für die Rabiesprophylaxe mit einem Hyperimmunglobulin, das innerhalb von 72 h nach der Exposition appliziert werden sollte, kein Zweifel in der Indikationsstellung. Bei einer Tetanusinfektion empfiehlt es sich, eine kombinierte passive und aktive Immunisierung durchzuführen, bei der Parotitis epedemica ist der Nutzen einer prophylaktischen Gabe von Standardimmunglobulin bzw. von Hyperimmunglobulinseren hinsichtlich der Verhütung von möglichen Komplikationen noch nicht sicher erfaßt. Die prophylaktische Gabe von Immunglobulinpräparaten, u. a. auch von Hyperimmunglobulinen bei Zosterinfektionen, wobei besonders aggressiv zytostatischbehandelte Patienten in Frage kommen, wird derzeit in mehreren

Studien hinsichtlich ihrer Effektivität erprobt. Es ist selbstverständlich, daß die prophylaktische Anwendung von Immunglobulinen bei den besprochenen Krankheitsbildern vor und zum Zeitpunkt der Virämie bzw. Toxiämie geschehen muß, um einen vollen Schutz zu gewährleisten. Auch ist bei der Gabe von Immunglobulinen zu berücksichtigen, daß bislang keine überzeugenden Resultate darüber vorliegen, daß Immunglobulinpräparationen intrazellulär wirksam werden.

Steht die Indikation hinsichtlich der Anwendung von Immunglublinen bei Patienten mit humoralen Defektimmunopathien sowie in der prophylaktischen Anwendung bei den diskutierten Infektionserkrankungen außer Zweifel, so ist ein weiterer Indikationsbereich, die Anwendung von Immunglobulinpräparationen bei schweren, generalisierten Infektionen mit septischem oder toxischem Verlauf bislang noch schlecht definiert und die Wirkung von Immunglobulininjektionen in ihrer Effektivität noch umstritten.

Die Indikation für die Anwendung von unterschiedlichen Präparationen von Immunglobulinen bei septisch verlaufenden Infektionserkrankungen basiert noch immer auf einer umfangreichen Liste von einzelnen Fallbeschreibungen, besonders bei Patienten mit bakteriellen Meningitiden oder bakteriellen Infektionen des Respirationstrakts [5]. Notwendige klinische Studien, und erst recht Doppeltblindstudien, liegen bislang zu dieser Problematik nicht vor und werden dringend benötigt. Eine mögliche therapeutische Wirkung von Immunglobulinen bei septisch verlaufenden bakteriellen Infektionen, ist nach Untersuchungen von Zwisler [12] darin zu sehen, daß möglicherweise analog zu In-vitro-Untersuchungen des Autors, der Effekt einer gleichzeitigen Gabe von Antibiotika und Immunglobulinen, Antibiotika in ihrer bakteriziden Wirkung gesteigert werden können und parallel die Entwicklung penicillinresistenter Mutanten eines Bakteriums signifikant vermindert wird.

In gleicher Weise wie bei septisch verlaufenden Infektionserkrankungen ist die u. a. auch sehr teure prophylaktische und therapeutische Anwendung von Immunglobulinen in der Chirurgie bei Patienten, die Operationen mit hohem Infektionsrisiko unterzogen werden, umstritten. Untersuchungen über eine veränderte Immunreaktivität bei Patienten postoperativ sind in ihrem Ergebnis nicht einheitlich [5, 13], auch ist die Bedeutung eines meßbaren Immunglobulinabfalls im Serum bzw. eine Verminderung der Serumkomplementkomponenten sowie der Thymuslymphozytenzahl im peripheren Blut hinsichtlich einer verminderten Reaktivität des Immunsystems bei weitem noch nicht etabliert [14]. Nach Untersuchungen von Pietsch u. Meakins [15] sowie MacLean [16] scheinen Hauttests mit sog. Recallantigenen die verläßlichste Aussage über eine passagere Abwehrschwäche infolge einer Anästhesie und Operation zuzulassen. Hierbei ist erneut darauf hinzuweisen, daß ein Defekt im zellulären Schenkel des Immunsystems, nachgewiesen durch die In-vivo-Hauttests, nicht durch die Gabe von Immunglobulinen behoben werden kann. Hinsichtlich des beschriebenen Abfalls von Immunglobulinen sowie von Serumkomplementkomponenten bei operierten Patienten ist primär an eine vorübergehende Malnutrition als Ursache zu denken, wobei eine ausreichende parenterale Ernährung eine Verminderung des Katabolismus von Immunglobulinen wie auch Serumkomplementkomponenten erreichen kann. Nach Untersuchungen von Gierhake [13] sollte nur dann eine Substitution mit Immunglobulinen postoperativ in Erwägung gezogen werden, wenn auch noch 24 h nach der Operation bei einer optimalen parenteralen Ernährung ein progredienter Abfall von Immunglobulinen im Serum festgestellt werden kann, parallel mit Zeichen einer beginnenden Infektion. In erster Linie ist jedoch auch heute noch die Therapie der Wahl in der Prophylaxe und Therapie postoperativ auftretender bakterieller Infektionen die Gabe von Antibiotika, die bei einer manifesten Infektion nach Antibiogramm geschehen sollte.

Wie bei der Anwendung von Immunglobulinen bei Patienten mit septischen Krankheitsbildern fehlen auch zur Abgrenzung einer klaren Indikation für eine Immunglobulintherapie postoperativ bzw. präoperativ bei infektionsgefährdeten Patienten entsprechende kontrollierte Therapiestudien. Eine Ausnahme bilden lediglich Untersuchungen der Arbeitsgruppe von Duswald et al. [17], die durch die Injektion von Immunglobulinen postoperativ bei Patienten mit sog. schmutzigen Operationen eine signifikante Verminderung von Sekundärinfektionen erreichen konnte. Bei aller Würdigung dieses ersten Schrittes zur Abgrenzung einer Indikationsstellung von Immunglobulininjektionen prä- und postoperativ ist die Untersuchung der genannten Autoren mit Vorsicht zu beurteilen, da die Patientenkollektive lediglich in Risikogruppen wie „clean-contaminated" und „contaminated and dirty" eingeteilt wurden, ohne daß die Anästhesie- und Operationsdauer sowie das Lebensalter der operierten Patienten berücksichtigt wurden. Auch werden von chirurgischer Seite die einzelnen Versuchsgruppen aufgrund der Heterogenität der durchgeführten Operationen kritisiert [13].

Zusammenfassend läßt sich für den Indikationsbereich zur Therapie mit Immunglobulinen bei Patienten mit septischen Krankheitsbildern sowie in der Prophylaxe und Therapie von Patienten nach Operationen mit Infektionsrisiko sagen, daß bislang eine Anwendung von Immunglobulingaben nur als Ultima ratio, als additive Therapie verstanden werden kann, und daß das Prinzip der Behandlung dieser Krankheitsbilder die Antibiose nach Antibiogramm darstellt. Schließlich ist zu bemerken, daß die prophylaktische Anwendung in der Chirurgie von Immunglobulinpräparationen u. a. wegen des bislang nicht nachgewiesenen Therapieerfolgs und auch der hohen Kosten dieses Therapieprinzips wegen als Routinemaßnahme sehr fraglich ist.

Nebenwirkungen der Immunglobulintherapie

Eine Zusammenfassung über den derzeitigen Stand immuntherapeutischer Möglichkeiten bei der Vorbeugung und Behandlung von Infektionserkrankungen durch Immunglobulinpräparationen sollte auch den Hinweis auf mögliche Nebenwirkungen beinhalten, die im Rahmen einer Immunglobulintherapie auftreten können. Eine Zusammenfassung möglicher Nebenwirkungen findet sich in Tabelle 2. Komplikationen im Rahmen einer Immunglobulinapplikation beinhalten Rückenschmerzen und Erbrechen, urtikarielle Hauteffluoreszenzen, hypotone Kreislaufkrisen, tachykarde Zustände bis hin zur Tachypnoe und anaphylaktischen Reaktionen. Diese Nebenwirkungen treten bei der Anwendung von intravenös verwendeten Immunglobulinpräparaten nur bei 0,01% der Patienten auf. Zusätzlich zu diesen Nebenwirkungen sind die in Tabelle 2 aufgeführten immunmodulatorischen Eigenschaften von Immunglobulinmolekülen zu berücksichtigen, die zeigen, daß durch dieses Therapiekonzept nicht nur eine Immunsubstitution bzw. Stimulation erreicht werden kann, sondern daß auch immunmodulierende-immunsuppressive Reaktionen auftreten können.

Schlußbetrachtung

Es bedarf keiner Frage, daß in den vergangenen Jahren ein erheblicher Fortschritt in der klinischen Anwendung von Antikörperpräparationen erzielt werden konnte. Dies wurde einmal durch die Bereitstellung von intravenös applizierbaren Immunglobulinpräparationen erreicht sowie durch eine verbesserte Definition von primären und sekundären Defektimmunopathien. Auch die prophylaktische Anwendung von Immunglobulinen bei bestimmten Infekti-

Tabelle 2. Nebenwirkungen im Rahmen einer Therapie mit Immunglobulinpräparationen

Während oder sofort nach Immunglobulininjektion:
Schockähnliche Zustände mit Zyanose und Hypotension
Atemstörungen: Husten; Dyspnoe
Urtikarielle Hautreaktionen
Anaphylaktischer Schock

Mögliche negative immunmodulierende Effekte durch Immunglobulinpräparate:
Aktivierung von Thymussuppressorzellen
Inhibition von Thymushelferzellen und zytotoxischen Thymuszellen
Inhibition von Natural-Killer-Zellenaktivität
Inaktivierung von B-Lymphozyten mit Inhibition der Antikörpersynthese

onserkrankungen steht außer Zweifel. Für die Anwendung von Immunglobulinen bei septischen Krankheitsbildern und in der operativen Chirurgie ist jedoch zu wünschen, daß zur besseren Abgrenzung der Indikationsstellung notwendige Therapiestudien durchgeführt werden, und daß für die Zukunft verbesserte Präparationen mit Antikörperspezifitäten gegen Problemkeime entwickelt und dem behandelnden Arzt zur Verfügung gestellt werden.

Literatur

1. Barandun S, Skvaril F, Morell A (1976) Prophylaxe und Therapie mit γ-Globulin. Allgemeine Charakterisierung und klinische Anwendung von γ-Globulin-Präparaten. Schweiz Med Wochenschr 106: 533, 580
2. Stephan W (1980) Intravenöse Immunglobuline. Proteinchemische und immunbiologische Charakterisierung der verschiedenen Präparatetypen. Arzneim Forsch Drug Res 30: 116
3. Ring J, Duswald KH (1980) Probleme der intravenösen Gammaglobulintherapie. Klin Wochenschr 58: 797
4. Seiler FR, Kanzy EJ, Ax W, Hofstaetter T (1980) Quality criteria for intravenous immunglobulin preparations with emphasis on Fc-mediated functions and phagocytosis. In: Alving BM, Finlayson JS, (ed) Immunoglobulins: Charakteristics and uses of intravenous preparations. DHHS Publications No. (FDA)-80-9005: 207
5. Kalden JR (1980) Immunological approaches in the prevention and treatment of infectious disease. Anaesthesiology 538: 7
6. Riesen W (1980) Struktur und biologische Eigenschaften von Immunglobulinen und γ-Globulin-Präparaten. I. Struktur und Funktion von Immunglobulinen. Schweiz med Wochenschr 110: 74
7. Immunglobulintherapie. Hrsg. Deicher H, Stroehmann I (1980) Springer, Berlin Heidelberg New York
8. Schneider W, Kaiser PE (1981) Immunglobulin vom Menschen – Anforderungen an seine Unschädlichkeit und Wirksamkeit. Immun Infekt 9: 157
9. Hitzig WH (1980) Therapeutische Anwendung von Immunglobulinen bei Kindern. Blut 40: 215
10. Glöckner WM, Sieberth HG, Eggers H, Kurz H (1980) Hepatitisprophylaxe durch intravenöses Hyperimmunglobulin. Mitt Arbeitsgem Klin Nephrol IX: 100
11. Der Einsatz von Immunglobulinen in der Praxis (1981) Med Klin 76: 9
12. Zwisler OJ (1978) Eine Penicillin resistente Mutante von Staph. aureus durch Gammaglobulin reduziert. Diag Intensivther 2: 11
13. Gierhake FW (1981) Immunglobuline in der operativen Medizin. Immun Infekt 9: 162
14. Kalden JR (1979) Funktionsprüfungen des Immunsystems. Internist 20: 465
15. Pietsch JB, Meakins JL (1979) Predicting infection in surgical patients. Surg Cli North Am 59: 1
16. MacLean LD (1979) Host resistance in surgical patients. J Trauma 19: 297
17. Duswald KH, Müller K, Seifert J, Ring J (1980) Wirksamkeit von i.v. Gammaglobulin gegen bakterielle Infektionen chirurgischer Patienten. Ergebnisse einer kontrollierten, randomisierten klinischen Studie. Münch Med Wochenschr 122: 832

Die supportive Therapie der Sepsis bei myeloischer Insuffizienz

H. Borberg

Septische Komplikationen, insbesondere mit gramnegativen Keimen, stellen trotz aller Fortschritte der antibiotischen Therapie nach wie vor ein Problem der myeloischen Insuffizienz u. a. bei Tumor- und Leukämiepatienten, bei Agranulozytosen und Knochenmarktransplantationen dar. Eine optimale Behandlungskonzeption umfaßt nicht nur die Verwendung von Antibiotikakombinationen, sondern nutzt die Möglichkeiten des biologischen Defektausgleichs. Der Einsatz von Granulozytentransfusionen und von Immunglobulinen erlaubt die Substitution eines Mangels phagozytierender Zellen wie der humoralen Abwehr. Das Konzept einer optimalen Applikation der genannten Möglichkeiten wurde in einer Pilotstudie geprüft. Von 10 Patienten mit lebensbedrohlicher Sepsis, jedoch ohne Organkomplikationen, überlebten 8 mit einer Kombination von Amikacin, Ticarcillin und Clindamycin sowie mindestens 3×10^{10} Granulozyten/die und 15 g Immunglobulin die Akutphase der Komplikation. Die Gesamtüberlebenszeit korrelierte mit der Lebenserwartung der Grunderkrankung. Das Ergebnis weist auf den Nutzen des Einsatzes einer Maximaltherapie auch bei bisher als hoffnungslos angesehenen Fällen unter Berücksichtigung bestimmter Voraussetzungen hin und läßt eine weiterführende Analyse des Stellenwerts der genannten Variablen sinnvoll erscheinen.

Die myeloische Insuffizienz, gleichgültig ob sie iatrogener Herkunft ist, etwa als Folge einer Leukämiebehandlung oder Knochenmarktransplantation, oder ob sie, wie bei der Agranulozytose, beim aplastischen Syndrom, der Myelofibrose, eine Primärerkrankung darstellt, geht durch den Ausfall des phagozytierenden Systems mit einer erhöhten Infektanfälligkeit einher (Tabelle 1). Dabei ist die Infektion mit gramnegativen Erregern besonders gefürchtet, weil hier die gängige antibiotische Behandlung nicht immer ausreicht, die Entwicklung zur lebensbedrohlichen Sepsis unter Kontrolle zu bringen (Tabelle 2). Weniger häufig sind Infektionen mit anaeroben Bakterien, Pilzen, Mykoplasmen und Viren, die jedoch durchaus eine Rolle spielen können [4, 5].

Die für das Individuum mit normaler Abwehr ungewöhnlichen Erreger dringen vornehmlich über Läsionen der Schleimhaut des Gastrointestinaltrakts (Mund, Anus, Darmschleimhaut) oder den Respirationstrakt in den Organismus ein, wobei eine der Notwendigkeit nicht angepaßte Krankenhaushygiene von Besu-

Tabelle 1. Wechsel der Todesursachen bei Patienten mit akuter Leukämie am National Cancer Institute. (Nach Hersh et al. [5] und Graw et al. [4])

Zeitraum	Zahl der Patienten	Todesursachen [%]			
		Blutung	Blutung + Infektion	Infektion	Sonstige
1954–1959	184	21,8	40	24,4	5,4
1960–1963	182	13,7	23	44,0	7,1
1965–1971	229	13,0	10	74,0	3,0

Tabelle 2. Septikämieerreger. (Aus Hersh et al. [5])

Erreger	1954–1963 [%]	1954–1959 [%]	1960–1963 [%]
P. aeruginosa	29,3	24,6	34,4
E. coli	17,4	21,6	12,8
Fungi	15,4	8,2	23,2
S. aureus	14,7	23,9	4,8
K. pneumoniae	9,3	6,7	12,0
Proteus species	5,4	4,5	6,4
Paracolon species	2,7	3,7	1,6
Clostridium perfringens	2,7	4,5	0,8
Andere[a]	3,1	2,3	4,0
Gesamt	259	134	125

[a] Aerobacter aerogenes, Diplococcus pneumoniae, E. freundii, Bacteroides

Tabelle 3. Möglichkeiten einer Bekämpfung infektiöser Komplikationen bei myeloischer Insuffizienz

I. Prophylaxe
II. Antibiotische Behandlung
III. Sterilunterbringung
IV. Biologischer Defektausgleich
   1. *Leukozytentransfusionen* zur Normalisierung der Phagozytose
   2. *Infusion von Immunglobulinen* zur Substitution spezifischer Antikörper

chern über Pflegepersonal bis zu den Ärzten für die Keimübertragung verantwortlich gemacht wird.

Aus diesen nur kurz umrissenen Fakten lassen sich die Möglichkeiten der Bekämpfung infektiöser Komplikationen bei der myeloischen Insuffizienz ableiten (Tabelle 3).

Die Infektionsprophylaxe stellt die wirtschaftlichste, effizienteste und vom Ansatz schonendste Art der Bekämpfung dar. Ohne adäquate Kontrolle der Effi-

zienzlücken ist sie jedoch relativ wenig wert und kann einen möglicherweise unökonomischen Aufwand ohne überzeugenden Nutzen bedeuten.
Die Sterilunterbringung bleibt jenen Zentren vorbehalten, die räumlich, personell und organisatorisch den damit verbundenen Aufwand bewältigen können.
Die Grundlage jeder Infekttherapie ist die antibiotische Behandlung, die nach den bekannten Regeln angewandt wird: Strenge Indikationsstellung, gezielte Anwendung, klinische Notwendigkeit, Organschäden, Wirtschaftlichkeit und die Berücksichtigung dosis- bzw. terminabhängiger Blut- und Gewebsspiegel bestimmen den Einsatz. Er korreliert mit initialer und wöchentlicher bakteriologischer Inventarisierung.
Da in den meisten Fällen der bakteriologische Befund unvermeidbar erst nach der Entstehung der klinischen Problematik eintrifft, wird bis zum gezielten Einsatz der Antibiotika unter der Vermutung einer Mischinfektion ein breit wirkendes Antibiotikum, z. B. ein Cephalosporin oder Ureidopenicillin verwendet, beim begründeten Verdacht auf eine Infektion mit gramnegativen Erregern ein Aminoglykosid.
Bleibt eine Besserung binnen 3 Tagen aus, kommt es zur weiteren Verschlechterung oder ist der Verlauf primär bedrohlich, werden Kombinationen, z. B. eines Cephalosporins oder eines Ureidopenicillins mit einem Aminoglykosid benutzt. In einer solchen Situation müssen seltenere Erreger und deren Therapie wie Anaerobier (Clindamycin, Lincomycin, Cefoxitin) oder Pilze (Miconazol, Flucytosin, Amphotericin B) bedacht werden.
Mit dem Eintreffen der bakteriologischen Untersuchungsbefunde muß die antibiotische Behandlung dann gezielt durchgeführt werden, so daß sich, beim Vorliegen von Resistenzen, Korrekturen des genannten Vorgehens ergeben können.

Tabelle 4. Mittlere Erträge der Kombination aus Zentrifugation im kontinuierlichen Durchfluß mit der reversiblen, repetitiven Leukozytenadhäsion

Aufgearbeitetes Blutvolumen (L)	Spendedauer (h)	Ertrag der Zentrifuge		Filtrationsertrag		Gesamtertrag		Extraktionseffizienz (%)[a]	N
		Leukoz. ($\times 10^{10}$)	Granul. ($\times 10^{10}$)	Leukoz. ($\times 10^{10}$)	Granul. ($\times 10^{10}$)	Leukoz. ($\times 10^{10}$)	Granul. ($\times 10^{10}$)		
14,6 (7,6–20,4)	4	4,71 (1,1–9,8)	3,5 (1,1–7,6)	1,87 (0,7–3,6)	1,52 (0,4–3,4)	6,4 (2,6–12,9)	5,01 (1,5–10)	89,7	21[b]
15,7 (5,3–20,1)	4	4,80 (2,5–9,4)	4,7 (2,1–9,1)	2,64 (1,0–4,3)	2,28 (1,0–3,4)	7,5 (3,4–12,0)	7,0 (3,0–9,1)	79,1	12[c]

[a] Granulozyten
[b] Nicht konditionierte Spender
[c] Steroidkonditionierte Spender (40 mg Methylprednisolon retard p. o. 12 h oder 80 mg Methylprednisolon i. v. 3 h vor Spendebeginn)

Neben diese Standardmethoden sind in den letzten Jahren die Möglichkeiten des biologischen Defektausgleichs getreten. Der Befall mit Keimen, die für einen Organismus mit intakter Abwehr ungewöhnlich sind, deutet darauf hin, daß eine Normalisierung der Immunkompetenz auch eine therapeutische Chance bieten muß.

Die Substitution phagozytierender Zellen ist heute auch noch ein präparatives, weitmehr jedoch ein organisatorisches Problem. Gemessen am Tagesumsatz eines Gesunden von ca. 10×10^{10} lassen sich heute zwischen 4 und 8×10^{10} Zellen (Tabelle 4) routinemäßig bereitstellen, deren Erfolg durch die Kontrollierbarkeit lokal sichtbarer Infekte, retrospektiv ausgewerteteter und kontrollierter Studien hinlänglich überzeugt [1, 2, 6].

Dagegen ist der Stellenwert der antibakteriellen Immunglobulintherapie noch nicht so abgesteckt, wie es den Erwartungen des Klinikers entspricht. Die Problematik der Anwendung ist nicht minder komplex wie die der Granulozytensubstitution. Der Einsatz geht mit folgenden Voraussetzungen, deren Meßbarkeit in der Routine nicht immer einfach realisierbar ist, einher:

1. Beim Patienten muß ein Antikörperdefizit bestehen oder bei noch normalem Antikörpertiter eine verzögerte bzw. verminderte Reaktion der Antikörperbildung gegen bakterielle Antigene (z. B. nach mehrfacher Zytostase von Tumorpatienten im Stadium der Myelosuppression).
2. Das Immunglobulinpräparat muß eine überzeugende antibakterielle Wirkung *in vivo* zeigen.
3. Das Immunglobulin muß nebenwirkungsarm, besser noch nebenwirkungsfrei sein.
4. Der antibakterielle Titer gegen den zu eliminierenden Erreger muß im Präparat hoch genug sein, um in vivo den Keim inaktivieren zu können.
5. Die Substitution muß ökonomisch vertretbar sein.

Während sich der Therapeut im Falle kontrollierbarer Infektionen bei myelosupprimierten Patienten möglichst patientenspezifische Informationen zu diesen Fragen wünscht, ehe es zum Einsatz von Immunglobulinen kommt, hat die Problematik einen anderen Aspekt beim Vorliegen einer gramnegativen Sepsis oder eines unkontrollierbar scheinenden Infektes. Hier rechtfertigt das hohe Risiko eines tödlichen Ausgangs den Einsatz aller therapeutischen Möglichkeiten. Ein eigenes Konzept, das den Versuch einer Optimierung der vorhandenen Möglichkeiten beinhaltet und bisher bei 10 vital bedrohten bzw. aufgegebenen Patienten angewandt wurde, zeigt Tabelle 5.

Da oft genug präzise bakteriologische Daten nicht zur Verfügung stehen, wird eine Dreierkombination aus einem Aminoglykosid, Ticarcillin und Clindamycin jeweils in maximaler Tagesdosis angewendet. Diese Zusammenstellung trifft jeden gramnegativen, grampositiven und anaeroben Keim mindestens

Tabelle 5. Maximaltherapie bei lebensbedrohlicher Sepsis und myeloischer Insuffizienz

I. (Halb-)Sterile Unterbringung
II. Antibiotische Therapie
   A. Systemisch
     1. Gezielt, gemäß Austestung bei vorliegenden bakteriologischen Untersuchungsbefunden
     2. Bei fehlender oder negativen bakteriologischen Befunden
       1 Aminoglykosid in maximaler Dosierung
       + Ticarcillin in maximaler Dosierung
       + Clindamycin in maximaler Dosierung
   B. Lokal
     Gezielt, nach bakteriologischer Austestung Darmdekontamination
     z. B. Neomycin 3×2 g
III. Antimykotische Therapie
   A. Systemisch
     Miconazol oder Flucytosin (ggf. Amphotericin B) in maximaler Dosierung
   B. Lokal
     Nystatin, Clotrimazol, Natamycin u. a. m.
     Darmdekontamination z. B. Nystatin 500 000 E
     Vaginaldekontamination z. B. Nystatin Ovula
IV. Biologischer Defektausgleich
    1. Granulozytentransfusionen mit mind. 3×10^{10}/die
    2. Infusion von Immunglobulinen mit mind. 15 g/die

doppelt (Abb. 1). Zur antibakteriellen systemischen Therapie kommen die in Abb. 5 aufgeführten oralen, lokalen und antimykotischen Maßnahmen.

Die antibiotische Therapie wird durch den Versuch des biologischen Defektausgleichs in Form von Granulozytentransfusionen in maximal möglicher Menge, aber nicht unter 3×10^{10}/die ergänzt, sowie Immunglobulingaben eines nativen IgG[1] nicht unter 15 g/die zunächst für die Dauer von 3 Tagen, im Bedarfsfall auch länger. Die Dosierung der Granulozyten orientiert sich am voraussichtlichen Bedarf, der bei gesunden Normalpersonen, wie zuvor erwähnt, bei ca. 10×10^{10}/die liegt und an den aus der Literatur bekanntgewordenen Mindestmengen. Die Immunglobulindosis baut auf den Erfahrungen von Duswald u. Ring beim *prophylaktischen* Einsatz [3] auf. Es ist jedoch zu diskutieren, ob diese Menge bei den Antikörpertitern der jeweiligen Immunglobulinpräparate der *therapeutischen* Situation immer gerecht wird.

Das Ergebnis einer Pilotuntersuchung zeigt Tabelle 6. Wegen der Schwere der Krankheitsbilder ließ sich eine Kontrollgruppe nicht erstellen. Die Patienten waren zweifach sowohl außerhalb wie auch in der eigenen Klinik nach Ausschöpfung der üblichen therapeutischen Möglichkeiten aufgegeben und stellen

---

1 Intraglobin, Biotest Serum Institut

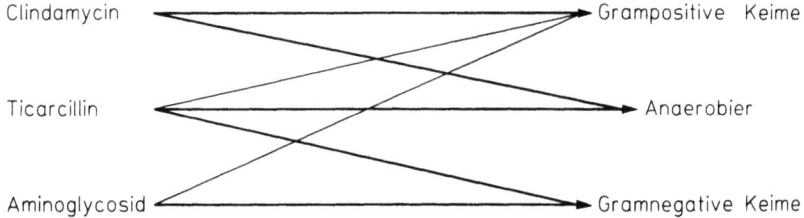

Abb. 1. Vorschlag zur intensiven antibiotischen Therapie bedrohlicher Infektionen bei Patienten mit myeloischer Insuffizienz und fehlenden oder negativen bakteriologischen Untersuchungsbefunden

Tabelle 6. Ergebnisse der Maximaltherapie vital bedrohter Sepsisfälle bei myeloischer Insuffizienz 1980

Anzahl behandelter Patienten	10
Diagnosen	
Agranulozytose (allergisch-toxisch)	8
Folgezustand nach Zytostase	1
Osteomyelofibrose	1
Behandlungsergebnisse	
Exitus im Akutstadium	2
Überlebende des schweren septischen Stadiums	8
Davon Spättodesfälle (Grundleiden)	2

daher ihre eigene Kontrolle dar. Von den 10 dieser als hoffnungslos angesehenen Patienten überlebten 8 die krisenhafte Situation. Ein Patient verstarb im septischen Schock, ein anderer nach der Regeneration des Knochenmarks an postoperativen Problemen, die zu einer kontinuierlichen, nicht kontrollierbaren Bakteriämie mit gramnegativen Erregern führte. Von den überlebenden Patienten verstarben 2 innerhalb von Wochen bis Monaten nach Abwendung der Krise an ihrer Grundkrankheit.

Die Studie wird z. Zt. fortgesetzt mit dem Einsatz eines verbesserten, IgM-haltigen Präparats mit 4×200 ml/die = 40 g Immunglobuline, davon 10% IgM, von dem ein stärkerer Effekt auf gramnegative Erreger erwartet wird (Abb. 2).

Diese Ergebnisse weisen darauf hin, daß auch bei Patienten, die gemessen an den bisher üblichen Therapiemöglichkeiten ohne Überlebenschance sind, die Optimierung von antibiotischer Behandlung, der Einsatz hochdosierter Granulozytentransfusionen und Immunglobulingaben eine Aussicht auf Überleben bietet. Der Stellenwert dieser Information und der Beitrag jeder der genannten Variablen müssen durch weitere kritische Untersuchungen gesichert werden.

Der erforderliche Aufwand gibt zumal im Hinblick auf die Kosten Anlaß zu

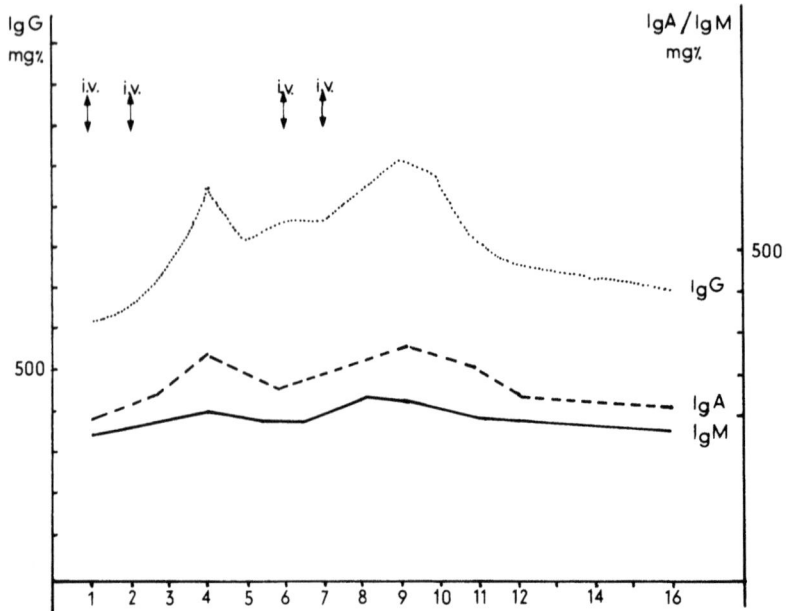

Abb. 2. Immunglobulintiter nach 4maliger intravenöser Applikation eines Immunglobulinpräparats mit 10% IgM-Anteil (4 × 200 ml/die = 40 g/die Immunglobulin)

Kritik (Tabelle 7). Daraus ergibt sich eine konsequent strenge Indikationsstellung. Eine kritische Durchsicht der Todesfälle aus der Studie weist darauf hin, daß Patienten mit toxischen Organschäden, insbesondere auch durch die Sepsis, sowie mit einer durch das Grundleiden bedingten schlechteren Prognose, besonders kritisch auf ihre Eignung zur Maximaltherapie betrachtet werden müssen, da eine Lebensverlängerung eher zur Leidensverlängerung führen könnte. Alternativ bedeutet der Trend zur kurativen Krebstherapie bei geeigneten Patienten eine Herausforderung an den Einsatz aller Möglichkeiten, wenn septische Komplikationen ein Hindernis auf diesem Weg darstellen.

Es sollte auch berücksichtigt werden, daß intensive antibiotische Therapieprotokolle und Granulozytentransfusionen im Rahmen der supportiven Tumortherapie und von Knochenmarktransplantationen an größeren Zentren heute durchweg zur Verfügung stehen, so daß sich der Mehraufwand unter diesem Aspekt relativiert.

Die höchsten Kosten werden z.Zt. noch durch die Immunglobuline hervorgerufen. Hier wird man auf die zukünftige Entwicklung vertrauen müssen. Alternativen, etwa in Form von Frischplasma, sind kaum akzeptabel. Zwar ist Frischplasma wirtschaftlicher und kann weitere entzündungsvermittelnde Faktoren liefern, die benötigten Mengen führen jedoch zu Problemen der Volu-

Tabelle 7. Problematik des biologischen Defektausgleichs bei myeloischer Insuffizienz

A. Aufwand und Kosten
B. Granulozytentransfusionen
  1. *Methodik* zur Bereitstellung numerisch und funktionell ausreichender Zellmengen von 5–10 × 10^{10}
  2. *Suffiziente Logistik*
     z. B. Erfassung und Bereitstellung histokompatibler Spender
     Adäquates präparatives Potential
     Korrekte Indikationsstellung
     Ausreichende Kooperation und Kommunikation
     Kontrolle von Effizienz und Nebenwirkungen
C. Immunglobulintherapie
  1. Quantitative Messung des immunologischen Defizits
  2. Bedarfsgerechte Dosierung
  3. Serologische Meßbarkeit des Substitutionsergebnisses

---

menbilanzierung bzw. der ausreichenden Dosierung, ferner schwankt der Titer einzelner Antikörper von Spender zu Spender in einem Ausmaß, daß eine suffiziente Dosierung nicht immer garantiert ist. Dagegen hat die Entwicklung von Hyperimmunseren gegen virale Erkrankungen bereits demonstriert, daß ausreichende therapeutische Effekte erzielbar sind, so daß die Anwendung von Immunglobulinen zur Therapie bakterieller Infekte durchaus mit ähnlichen Erwartungen verknüpft werden kann. Für diese Auffassung spricht der Synergismus, der zwischen Immunglobulinen und Antibiotika zu bestehen scheint [7] und der Wert von Studien zur Prophylaxe bakterieller Erkrankungen [3], so daß bei ausreichender Dosierungsmöglichkeit die Erwartung antibakterieller Wirkung von Immunglobulinen zunehmend realistischer wird.

Literatur

1. Borberg H (1980) Die Leukozytentransfusion. In: (Hrsg) Ahnefeld FW, Bergmann H, Burri C, Dick W, Halmagyi M, Hossli G, Rügheimer E Klinische Anaesthesiologie und Intensivtherapie Nr. 21: Therapie mit Blutkomponenten. Springer, Berlin Heidelberg New York, S 197
2. Borberg H (1981) Die Optimierung der Granulozytengewinnung durch Blutzellseparatoren mit kontinuierlichem Durchfluß. In: (Hrsg) Matthes M, Nagel V Forschungsergebnisse der Transfusionsmedizin und Immunhämatologie, Teil I. Medicus, S 365
3. Duswald KH, Ring J (1980) Immunglobuline zur Frühtherapie von postoperativen Infektionen bei Risikopatienten. In: (Hrsg) Deicher H, Stroekmann I. Immunglobulintherapie. Springer, Berlin Heidelberg New York, S 126
4. Graw RG Jr, Herzig G, Perry S, Henderson ES (1972) Normal granulocyte transfusion therapy. N Engl J Med 287: 367

5. Hersh EM, Bodey GP, Nies BA, Freireich EJ (1965) The causes of death in acute leukemia. J A MA 193: 105
6. Higby DJ (1977) Controlled, prospective studies of granulocyte transfusion therapy. Exp Hämatol [Suppl] 5: 57
7. Stübner G (1980) Einfluß von Immunglobulinpräparaten auf das Wachstum gramnegativer Bakterien in vitro. In: (Hrsg) Deicher H, Stroehmann I. Immunglobulintherapie. Springer, Berlin Heidelberg New York, S 22

Immunparameter unter i. v. Applikation von Immunglobulin G
Erste Ergebnisse einer kontrollierten Studie

U. D. Koenig, A. Koenig, R. Heicapell, P. Mallmann und P. Stickelmann

Einleitung

Immunglobuline in kommerzieller Form nehmen seit einigen Jahren einen festen, aber nicht gesicherten Platz im theoretischen und praktischen Konzept der Prophylaxe und Behandlung von Infektionen ein. Unsicherheiten bei der Indikationsstellung zur Anwendung dieses hochpotenten Pharmakons ergeben sich aus 3 sehr unterschiedlichen Gründen:

1. einmal wegen der mit dieser Therapie verbundenen Kosten;
2. zum anderen wegen des in klinischen Studien noch nicht ausreichend gesicherten Wirkungsnachweises (z. B. Synergismus mit Antibiotika);
3. und nicht zuletzt wegen der Problematik, die mit der Verabreichung eines Produkts verbunden ist, das aus einer Fülle von Immunabläufen entstanden ist, d. h., der Verabreichung eines möglicherweise immunologisch unkontrolliert wirkenden Medikaments.

Die beiden erstgenannten Gründe stehen miteinander in Zusammenhang. Wird ein deutlicher therapeutischer Effekt nachgewiesen und können andere Medikamente diese Aufgabe nicht erfüllen, ist eine Indikation gegeben und entkräftet die ersten Einwände.

Das zuletzt genannte Argument erfordert größere und weitergehende Aufmerksamkeit als vielfach bisher angenommen. Zur Verdeutlichung sei zunächst rekapitulierend kurz auf die 2 wesentlichen Aspekte beim Ablauf einer Immunantwort eingegangen:

Die Immunglobulinsynthese erfolgt als Reaktion auf ein Antigen. Der B-Lymphozyt wandelt sich zur Plasmazelle und produziert zum großen Teil mit Hilfe und in Kooperation mit einer spezifischen T-Helferzelle Antikörper (Abb. 1).

Zu Beginn einer Immunantwort werden zunächst Antikörper der IgM-Klasse produziert, welche im weiteren Verlauf durch IgG-Antikörper abgelöst werden. Bei einem erneuten Kontakt mit dem gleichen Antigen beginnt zunächst wieder eine IgM-Produktion, jedoch diesmal auf einem niedrigeren Niveau und die anschließende IgG-Produktion ist erheblich deutlicher ausgeprägt (Abb. 2).

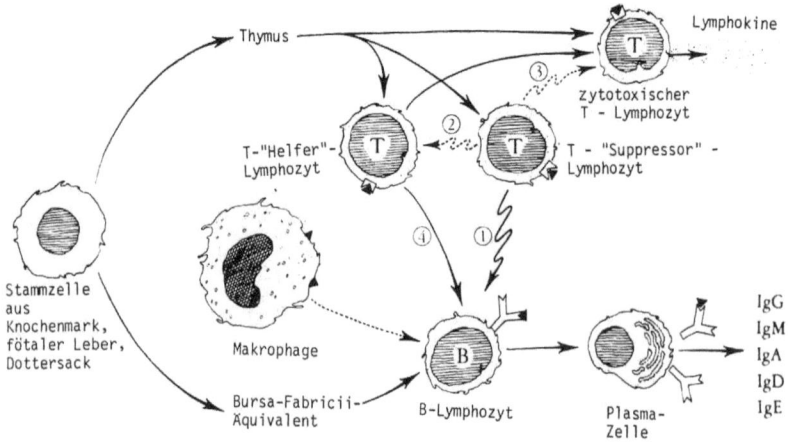

Abb. 1. Skizzierung der an einer Immunantwort beteiligten Zellen und ihrer Interaktionen bei der Reaktion auf einen antigenen Reiz. (Aus Bellanti [1])

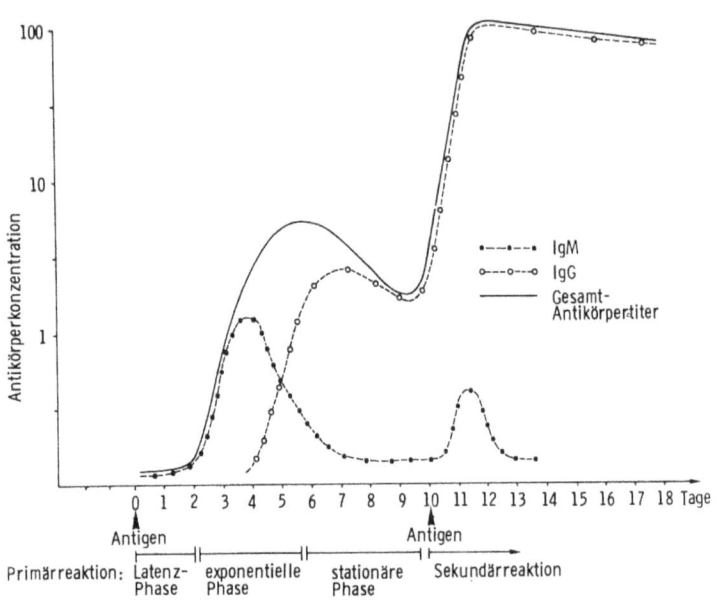

Abb. 2. Verlauf der Antikörperkonzentration von IgM und IgG nach Antigenstimulation und Boosterung

IgG ist also der eigentliche spezifische Antikörper, da IgM als Pentamer keine ausgeprägte Antigenspezifität, wohl aber eine hohe Affinität zum Antigen sowie eine hohe Bindungsfähigkeit besitzt. Die Antikörpersynthese nach Antigenkontakt unterliegt also einem Wechselspiel zwischen IgM- und IgG-Produktion. Es resultiert die Antigeneliminierung und damit die Beendigung der durch das Antigen ausgelösten Immunantwort.

Der sog. „turn off" der Immunantwort wird reguliert durch eine Interaktion zwischen Antigen-Antikörper-Immunkomplexen und T-Helfer- und T-Suppressorzellen. Die Membran der B-Lymphozyten hat Fc-Rezeptoren, über die Immunglobuline an die B-Zelle gebunden werden können. Für T-Lymphozyten ist dies bisher nicht gesichert, jedoch ist erwiesen, daß T-Zellen Immunkomplexe binden können [3]. Diese Bindung ist selektiv und wird beeinflußt von der Art des Antikörpers innerhalb des Immunkomplexes. Für Antigen-IgM-Komplexe konnte nachgewiesen werden, daß sie sich an T-Helferzellen binden und damit ein Proliferationssignal für die Produktion eines T-Helfer-Faktors auslösen. Dagegen sind Antigen-IgG-Komplexe in der Lage, T-Suppressor-Lymphozyten zu stimulieren. Immunkomplexe modulieren somit die Kooperation von T- und B-Lymphozyten. Hieraus läßt sich folgern, daß die in der 1. Phase der Auseinandersetzung mit einem Antigen induzierten IgM-Antikörper nach Anlagerung an das Antigen Immunkomplexe bilden, die ein Proliferationssignal für T-Helferzellen darstellen können. Der vermehrt produzierte T-Helferfaktor führt zur Steigerung der Antikörperproduktion, wobei zunehmend mehr IgG-Antikörper entstehen. Es kommt zur Bildung von Antigen-IgG-Komplexen. Diese können wiederum ein Proliferationssignal für T-Suppressor-Lymphozyten abgeben. Durch die Produktion des Suppressorfaktors wird die Mitwirkung der T-Helferzellen bei der Antikörperproduktion supprimiert. Die Immunantwort flacht ab – turn off [5, 6] (Abb. 3).

Nach diesen skizzierten Regulationsmechanismen lassen sich Überlegungen anschließen, die an Punkt 3 der Einleitung anknüpfen.

Die therapeutische Zufuhr von IgG-Immunglobulinen kann bei nicht exakter Dosierung:

1. zu einem Überschuß von IgG und
2. damit zu einer vermehrten Bildung von Immunkomplexen führen, die
3. eine Immunsuppression über die Aktivierung der T-Suppressor-Lymphozyten induzieren könnten.

Wir haben versucht, diesen Fragen in einer klinischen Untersuchung nachzugehen. In-vitro-Experimente sind ungeeignet, da die durch Immunglobulintherapie ausgelösten multifaktoriellen Interaktionen innerhalb des Immunsystems, die für das klinische Ergebnis wesentlich sind, so nicht erfaßt werden können.

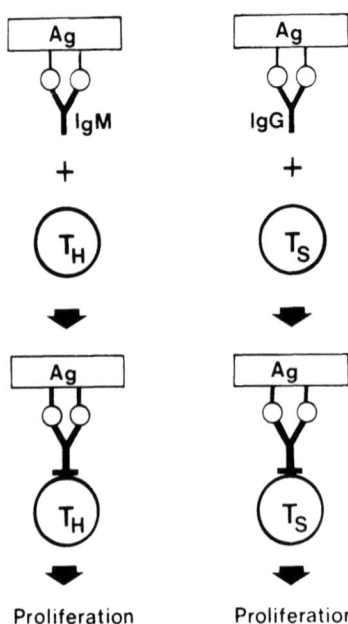

Abb. 3. Modell für die Aktivierung von T-Helfer- und T-Suppressor-Lymphozyten bei der Steuerung der Immunglobulinsynthese. (Aus [4])

Untersuchungsgut und methodische Durchführung

Die Patientinnen der Kontroll- und Therapiegruppe rekrutierten sich aus den Altersklassen zwischen 35 und 45 Jahren. Alle Frauen haben eine vergleichbare operative Belastung durch ein gleichartiges Operationsverfahren und können nach den Kriterien des National Research Council als clean contaminated eingestuft werden [4]. Die postoperative Infektionsgefährdung, bedingt durch Operationsverfahren und Traumatisierungsgrad, ist damit direkt vergleichbar.

Die Kontrollgruppe umfaßt 30 Patientinnen und die Therapiegruppe bisher 12 Patientinnen. Die Tabelle 1 faßt die Parameter zusammen, die als Kriterien zur partiellen Definition der immunologischen Situation herangezogen werden können. Bei der Therapiegruppe wurden außer den aufgeführten Parametern die Komplementkomponenten C3 und C4 sowie die gesamthämolytische Aktivität gemessen als CH 50 bestimmt.[1]

Jeweils 10 g Immunglobulin G (Intraglobin/Firma Biotest, Frankfurt) wurden unmittelbar postoperativ und am 1. postoperativen Tag nach ausführlicher Aufklärung der Patienten und deren Einverständnis verabreicht.

---

[1] Diese Arbeiten wurden im Immunologischen Labor der Universitäts-Hautklinik Bonn von Herrn Priv.-Doz. Dr. Lange durchgeführt, wofür wir uns an dieser Stelle bedanken möchten

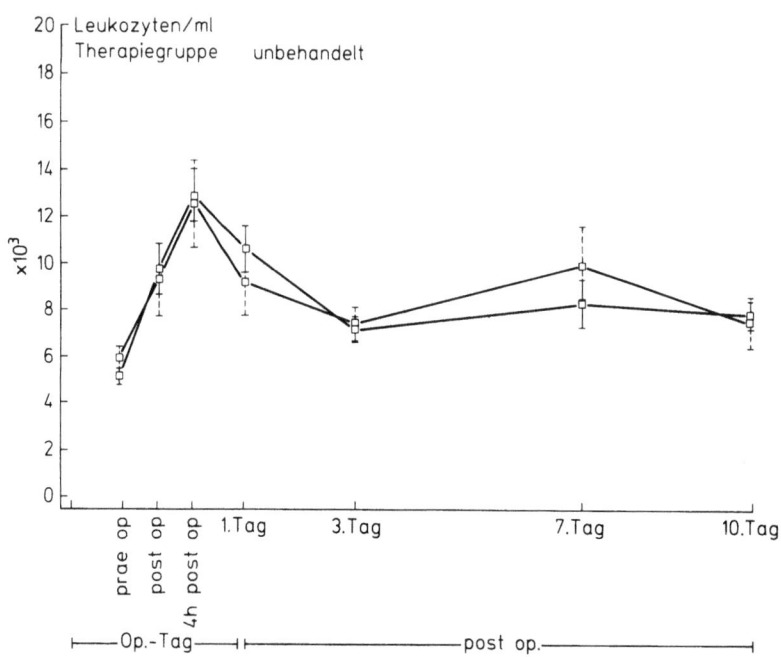

Abb. 4. Verlauf der Leukozyten in der Kontroll- und Therapiegruppe

Tabelle 1. Zusammenstellung der für die Studie herangezogenen Immunparameter. Zusätzlich wurden bestimmt: die Komplementkomponenten C_3, C_4 und die gesamthämolytische Aktivität CH 50

Differentialblutbild	*T-Lymphozyten*
Lymphozyten	E-Rosetten
Segmentkernige	% und ges. Lymphozyten
Stabkernige	
Monozyten	
Lymphozytenstimulation	*Immunglobuline*
Blastentransformation	IgG, IgM, IgA
mit Mitogenen	Mancini-Technik
	Tina-quant

7 punktuelle Untersuchungen, verteilt über 11 Tage bis zum 10. postoperativen Tag, wurden durchgeführt: Am Operationstag selbst wurden 3 perioperative Untersuchungen, dann jeweils 1 am 1., 3., 7., und 10. postoperativen Tag durchgeführt. Insgesamt wurden 17 Einzelparameter pro Untersuchungszeit und pro Patientin geprüft. Dabei lag der Schwerpunkt auf der Untersuchung der Lym-

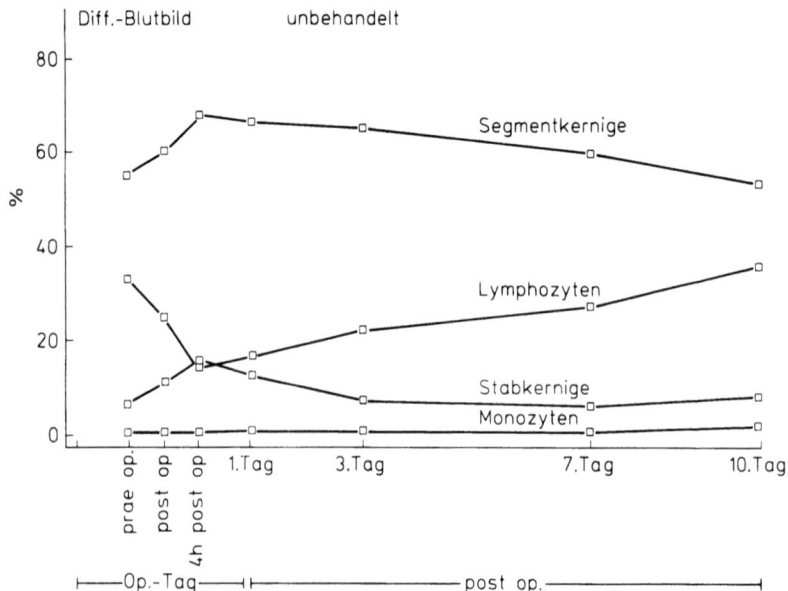

Abb. 5. Differentialblutbild der unbehandelten Kontrollgruppe

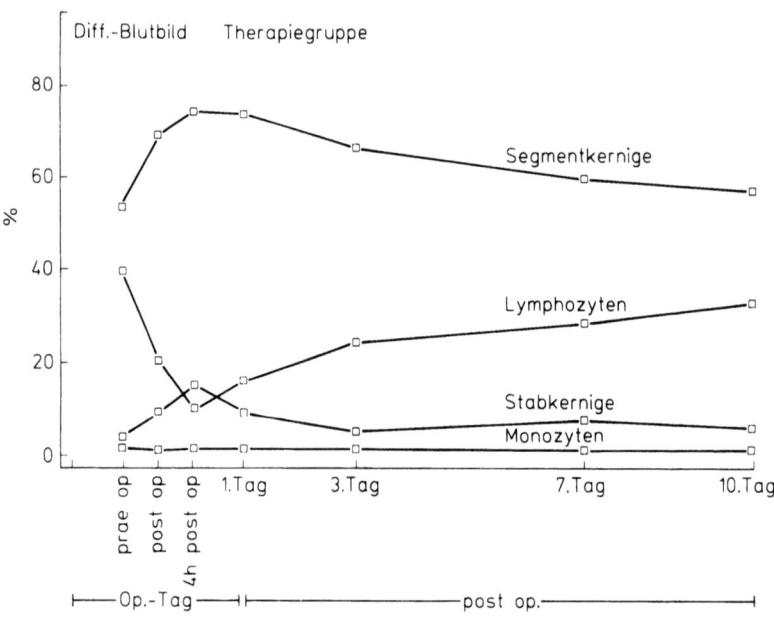

Abb. 6. Differentialblutbild der Therapiegruppe

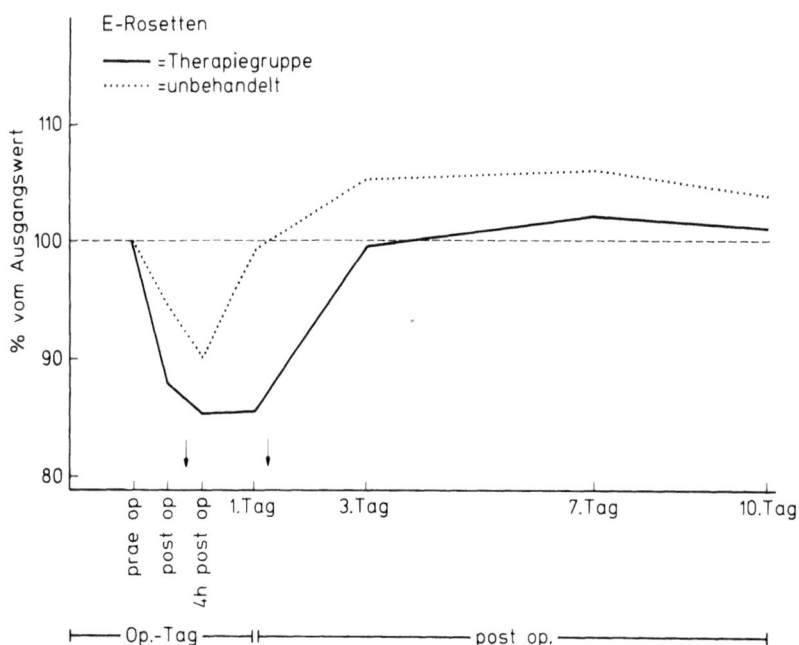

Abb. 7. Verhalten der T-Lymphozyten (SRBC-Rosetten) in der Therapie- und Kontrollgruppe in % vom Ausgangspunkt

phozytenstimulierbarkeit durch Mitogene. Bis zu diesem Referat wurden rund 5000 Bestimmungen durchgeführt und geprüft.
Auf Einzelheiten der Methodik wird nicht eingegangen. Es handelt sich überwiegend um Standardverfahren, die zum methodischen Repertoire eines immunologischen Labors gehören.

Ergebnisse

Die Leukozyten steigen von Normwerten um 5500 präoperativ auf Werte um 13000 4 h nach Operationsende an. Diese Leukozytose ist sowohl bei der Kontrollgruppe als auch bei der Therapiegruppe zu finden. Somit sind Hinweise für eine Infektion aus diesem Parameter sowohl in der Kontroll- als auch in der Therapiegruppe nicht abzuleiten (Abb. 4).
Das Differentialblutbild zeigt ebenfalls bei der Kontrollgruppe (Abb. 5) wie bei der Therapiegruppe (Abb. 6) gleiches Verhalten in dem die Segmentkernigen, Lymphozyten und Stabkernigen in ihrer Quantität perioperativ variieren. Hervorzuheben ist der deutliche prozentuale Abfall der Lymphozyten um mehr als

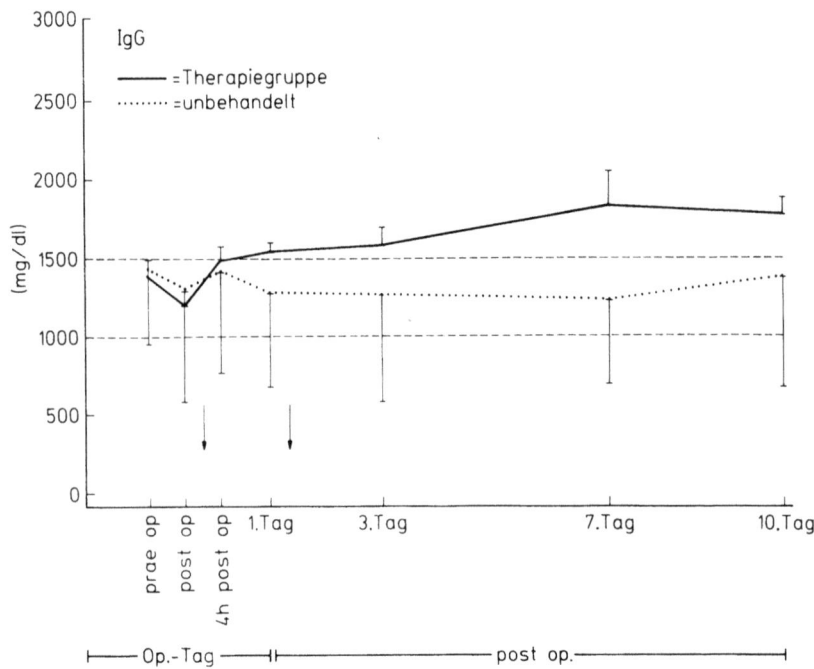

Abb. 8. Verlauf der IgG-Konzentration in der Kontrollgruppe und Therapiegruppe nach Verabreichung von 2 × 10 g Immunglobulin G/Intraglobin (die Pfeile symoblisieren den Zeitpunkt der Applikationen; s. auch Abb. 9)

50% vom Ausgangswert 4 h post operationem. Die segmentkernigen und stabkernigen Leukozyten verhalten sich spiegelbildlich.

Auch die T-Lymphozytenzahl (Abb. 7), ermittelt mit der Rosettentechnik, ändert sich in der Kontrollgruppe und in der Therapiegruppe gleichsinnig, wobei die Therapiegruppe etwas niedrigere Ausgangswerte aufweist. In der Kontrollgruppe werden am 1. und in der Therapiegruppe am 2. bzw. 3. postoperativen Tag die Ausgangswerte wieder erreicht. (Beachten Sie den Maßstab – es handelt sich hier nur um eine Differenz von 4% zum Ausgangswert.) Die Pfeile kennzeichnen die jeweilige intravenöse Applikation von 10 g Immunglobulin G.

Immunglobuline

Es lassen sich infolge der intravenösen Zufuhr von Immunglobulinen – in Konsequenz zur Einleitung – 2 Effekte denken:
1. Es kommt zu einem deutlichen Anstieg von IgG. IgM und IgA, dagegen dürften keine Abweichungen zur Kontrollgruppe zeigen.

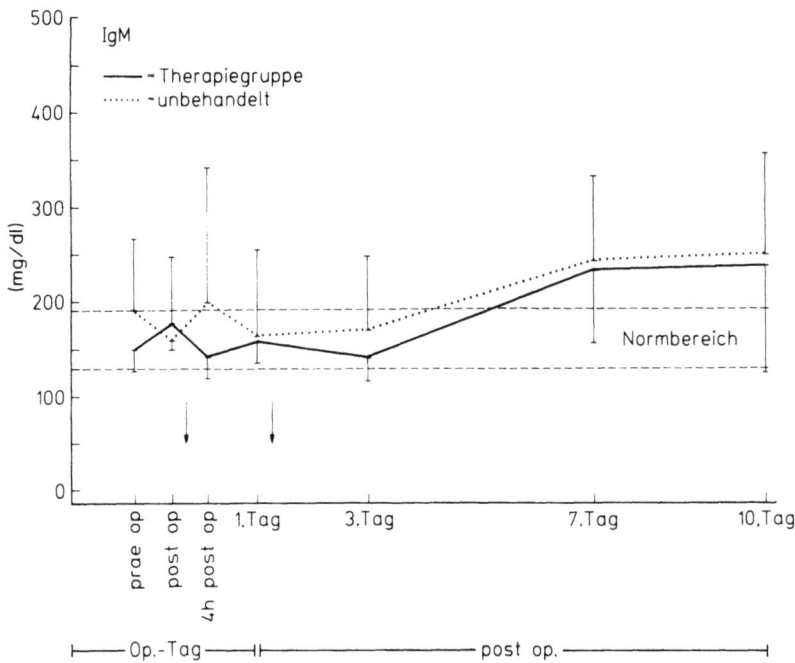

Abb. 9. Verlauf der IgM-Konzentration in der Kontrollgruppe und Therapiegruppe

2. Die normalerweise zwischen dem 3.–5. postoperativen Tag zu beobachtende IgM-Erhöhung dürfte ausbleiben, da das in hoher Konzentration verfügbare IgG nach überschießender IgG-Immunkomplexbildung zu einer Proliferation der Suppressor-Lymphozyten und damit zur Unterdrückung der IgM-Antikörper-Antwort führen könnte.

In der Kontrollgruppe kehrt IgG nach einem postoperativen Abfall bis zum 10. postoperativen Tag zum Ausgangswert zurück. In der Therapiegruppe steigt nach der 1. intravenösen Applikation von 10 g Immunglobulin G die Konzentration im Serum, nach der 2. Applikation überschreitet die Serumkonzentration von IgG deutlich den Ausgangswert (Abb. 8).

IgM zeigt in der Kontrollgruppe und der Therapiegruppe gleiches Verhalten. In beiden Gruppen kommt es zu einem Anstieg von IgM im Serum nach dem 3. postoperativen Tag. Die IgG-Konzentration im Serum liegt am 7. postoperativen Tag deutlich über dem Ausgangswert und verbleibt dort noch über den 10. posteropativen Tag hinaus. Eine quantitative Beeinträchtigung der IgM-Antikörper-Produktion scheint nicht einzutreten (Abb. 9).

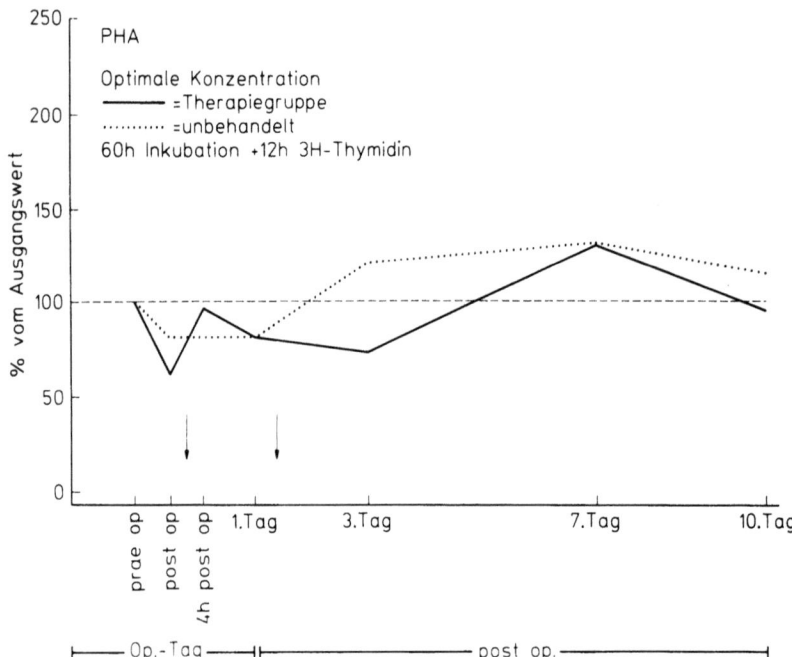

Abb. 10. Verhalten der Lymphozytenstimulation nach Reaktion mit einer optimalen PHA-Konzentration nach 72 h Inkubation (gemessen in cpm und angegeben als % vom Ausgangswert – s. a. Abb. 11–14)

Lymphozytenstimulationstest

Bei der Prüfung der Lymphozytenfunktion mittels des Lymphozyten-Stimulations-Tests wurden 3 Mitogene (PHA-P, ConA und PWM) in jeweils 2 Konzentrationen und im 4fachen Ansatz eingesetzt und die Lymphozytenkulturen – denen 3H-Thymidin für 12 h zugegeben wurde – einmal nach 72 h und zum anderen nach 84 h Inkubationsdauer geerntet. PHA stimuliert – mit Einschränkungen – vorwiegend die T-Lymphozyten. In der Kontrollgruppe zeigt sich bei der PHA-induzierten Lymphozyten-Stimulation nach insgesamt 72 h Inkubationszeit für die direkt postoperativ entnommenen Lymphozyten ein Abfall der Stimulationsfähigkeit, angegeben in % vom Ausgangswert, dem ein langsamer Wiederanstieg zwischen dem 1. und 3. postoperativen Tag über den Ausgangswert hinaus folgt und der dann am 10. postoperativen Tag zu diesem zurückkehrt. In der Therapiegruppe zeigt sich ein anderes Verhalten der Lymphozytenstimulation durch PHA: Hier bleibt die Stimulation postoperativ unter dem Ausgangswert und steigt erst nach dem 3. postoperativen Tag an, um am 7. Tag die Stimulationsrate der Kontrollgruppe zu erreichen (Abb. 10).

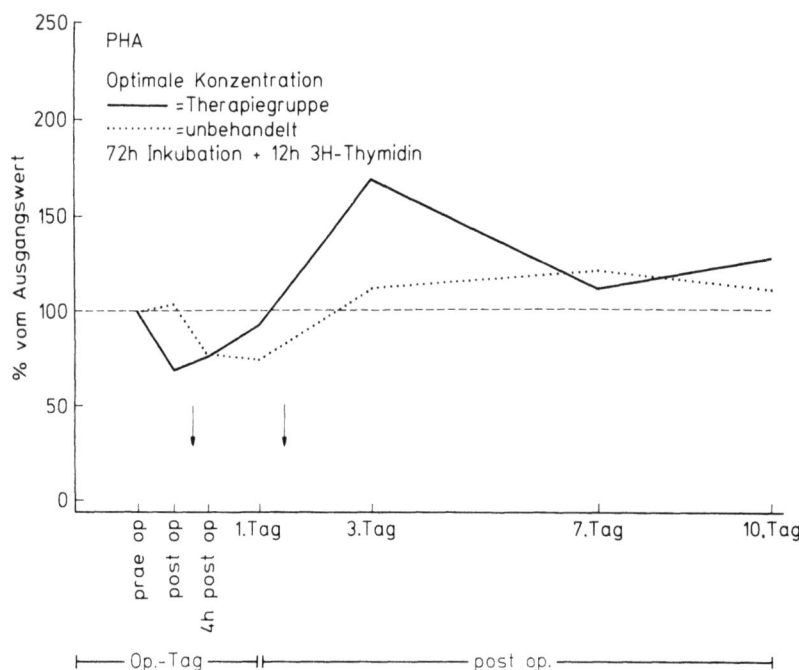

Abb. 11. Wie Abb. 10. Inkubationsdauer 84 h

Bei längerer Inkubationszeit (84 h) dagegen zeigt sich in der Therapiegruppe besonders deutlich nach der 2. intravenösen Applikation von Immunglobulin G ein Anstieg der Stimulationsrate auf 170% bezogen auf den Ausgangswert von 100%. In der Kontrollgruppe entspricht die Stimulationsrate durch PHA den Werten der kürzeren Inkubationszeit (Abb. 11).

Die ConA-Stimulation gilt als Maß der Aktivierbarkeit bestimmter T-Subzellpopulationen. In beiden Untersuchungsgruppen verhalten sich die Stimulationsraten für ConA bei 72 h Inkubation – wieder angegeben in % vom Ausgangswert – fast identisch. Die Stimulierbarkeit der Lymphozyten erreicht ihren tiefsten Punkt am 3. postoperativen Tag und dies ist besonders ausgeprägt in der Therapiegruppe. Es folgt dann ein Wiederanstieg mit Werten um 50% über dem Ausgangswert für beide Gruppen (Abb. 12).

Bei längerer Inkubationszeit (84 h) ist die Lymphozytenstimulationsfähigkeit durch ConA völlig anders: In der Therapiegruppe kommt es nach der 1. intravenösen Applikation von Immunglobulin G am 1. postoperativen Tag zu einem steilen Anstieg der Stimulation, der sich nach der 2. Applikation sehr deutlich fortsetzt und Werte bis zu 400%, bezogen auf den Ausgangswert von 100% erreicht (Abb. 13).

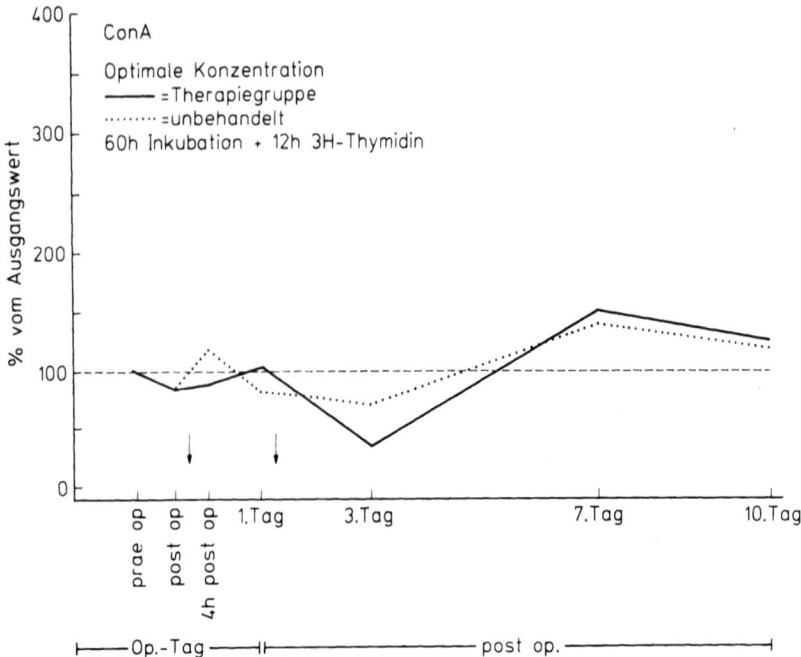

Abb. 12. Verhalten der Lymphozytenstimulation nach Reaktion mit einer optimalen ConA-Konzentration nach 72 h Inkubationsdauer

PWM wird überwiegend als Maß einer B-Lymphozytenaktivierung herangezogen. In der Therapiegruppe zeigt sich bei einer Inkubationszeit von 72 h nach der 1. Applikation von Immunglobulin G ein deutlicher Anstieg der Stimulation auf Werte um 300% bezogen auf den Ausgangswert von 100%. Der Kurvenverlauf der Kontrollgruppe ist auf unterschiedlichem Niveau identisch (Abb. 14).
Die Komplementkomponenten C_3, C_4 und die gesamthämolytische Aktivität CH 50 zeigen im Verlauf keine Abweichung von der Norm. Eine weitergehende Interpretation soll an anderer Stelle nach Abschluß der Studie erfolgen.

Zusammenfassende Wertung

Bei der abschließenden Betrachtung der vorgestellten Ergebnisse lassen sich die Daten zunächst nur deskriptiv zusammenfassen. Die Interpretation ihrer Bedeutung im Ablauf immunologischer Mechanismen kann nur mit aller Vorsicht versucht werden:

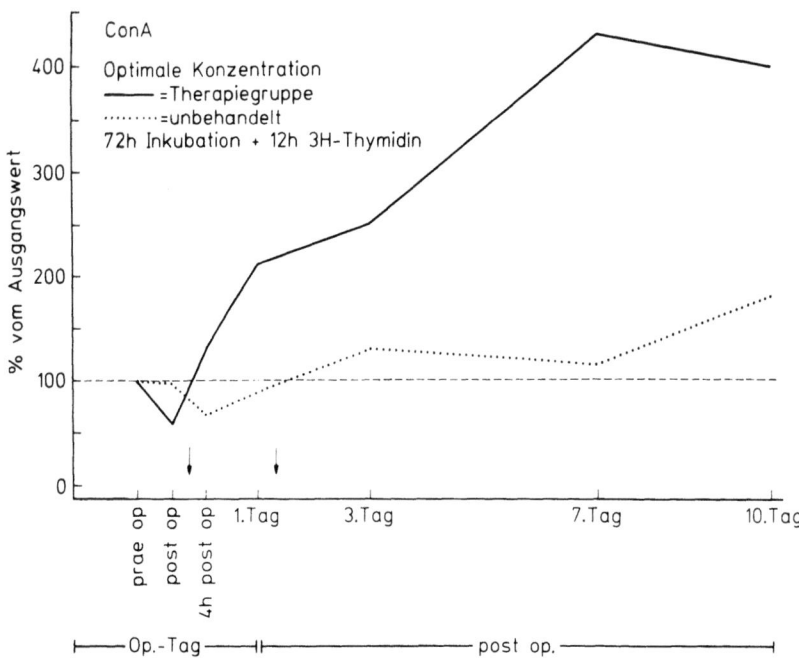

Abb. 13. Wie Abb. 12. Inkubationsdauer 84 h

Bei den hier vorgestellten Patientenkollektiven wurde durch postoperative intravenöse Applikation von 2 × 10 g Immunglobulin G der bei gynäkologischen Operationen regelmäßig zu beobachtende Abfall der Serum-Immunglobuline verhindert [2]. Es kam zu einer deutlichen Erhöhung der IgG-Spiegel im Serum über den Ausgangswert.

Im postoperativen Verlauf zeigte die Therapiegruppe im Vergleich zur Kontrollgruppe kein abweichendes Verhalten in der Synthese von IgM.

Bei der durch 3 verschiedene Mitogene induzierten Lymphozytentransformation ließ sich in Abhängigkeit von der Inkubationsdauer eine deutliche Steigerung der Stimulation feststellen.

Die Interpretation dieser Ergebnisse läßt folgenden Schluß zu: Neben dem schon bekannten Substitutionseffekt kommt es durch die intravenöse Gabe von IgG zu keiner, mit den hier verwandten Methoden, meßbaren Behinderung der Immunantwort.

Es ergeben sich sogar erste Hinweise darauf, daß die Immunglobulintherapie immunmodulatorisch wirken kann, wenn man die ermittelten Einflüsse auf die Lymphozytenstimulation betrachtet.

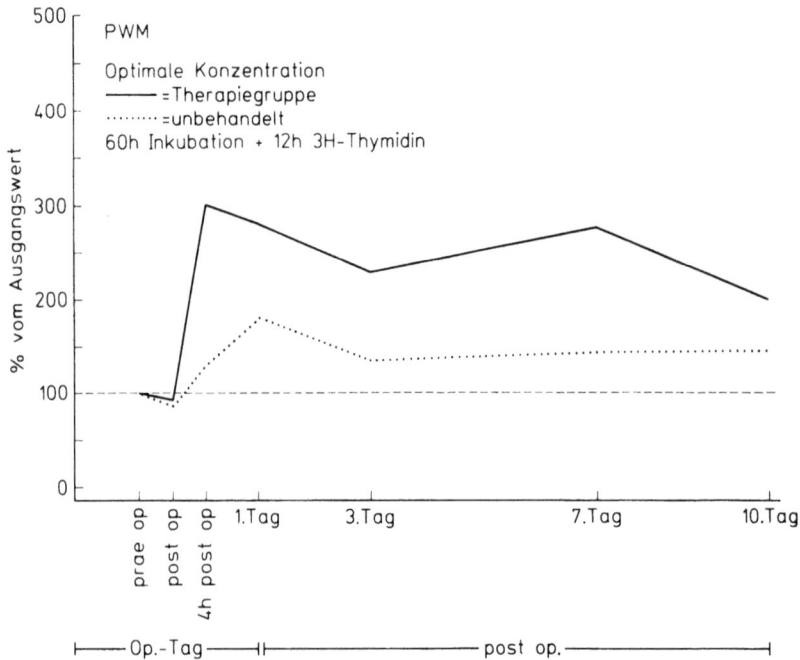

Abb. 14. Verhalten der Lymphozytenkonzentration nach Reaktion mit einer optimalen PWM-Konzentration nach 72 h Inkubationsdauer

Diese zunächst nur vorläufigen Ergebnisse sind außerordentlich interessant. Sie bedürfen einer statistischen Sicherung nach Abschluß der Studie und sollten durch weitere Untersuchungen ergänzt werden.

Literatur

1. Bellanti JA (1979) Immunology: Basic Processes Saunder
2. Koenig A, Koenig UD, Stoeckel H (1979) Zentral-Europäischer Anaesthesistenkongreß. Innsbruck 1979
3. Moretta L, Webb SR, Crossi CE, Lydyard PM, Cooper MD (1977) J Exp Med 146: 184
4. National Academy of Medical Sciences – National Research Council Division of Medical Sciences. Ann Surg [Suppl] 160: 1
5. Stroehmann I, Schmidt RE (1980) In: (Hrsg) Deicher H, Stroehmann I. Immunglobulintherapie. Springer, Berlin Heidelberg New York, S 1–11
6. Tada T, Taniguchi M, Davis CS (1977) Cold Spring Harbor Symp Quant Biol 41: 119

Aktivität und Lagerstabilität der Proteine in der Serumkonserve Biseko

W. Stephan*

Zusammenfassung

Biseko, ein Serumpräparat aus hochgepooltem Humanserum, wurde untersucht auf die Aktivität einiger ausgewählter Serumproteine. Es zeigte sich, daß die spezifische biologische Aktivität der Immunglobuline, der Transportproteine und der Inhibitorproteine durch das Herstellungsverfahren nicht verändert wird. Mit Ausnahme von α_1-Antitrypsin und Coeruloplasmin erwiesen sich die spezifischen biologischen Aktivitäten der untersuchten Proteine auch bei Lagerung bei 37 °C als stabil.

Einleitung

Als Alternative zur Cohn-Alkoholfraktionierung wurde von unserer Arbeitsgruppe eine Fraktioniermethode ausgearbeitet, mit der es gelingt, ohne Anwendung von Ethanol, durch Kombination verschiedener Adsorptions- und Elutionsverfahren, aus Humanplasma die wichtigsten Gerinnungspräparate: AHG, Fibrinogen, PPSB sowie das Serumpräparat Biseko herzustellen [1, 2].
Biseko (BS) wird aus dem gepoolten Plasma bzw. Serum von mindestens 5000 gesunden Blutspendern gewonnen, wobei die Blute so gemischt werden, daß die Anti-A- bzw. Anti-B-Titer unter 1:16 sind und Anti-D im Coombs-Test nicht nachweisbar ist. Zur Eliminierung des Übertragungsrisikos der Hepatitis B und im besonderen der Hepatitis Non-A/Non-B wird das gepoolte Plasma/ Serum nach der Methode von LoGrippo [3] mit β-PL/UV in der Biotestvariante kaltsterilisiert. Die von Biotest ausgearbeitete Modifikation des Sterilisationsprozesses betrifft die β-PL-Konzentration (0,3 ml β-PL/100 ml Serum bzw. 0,25 ml β-PL/100 ml Plasma), die Führung des pH-Werts während des Sterilisationsprozesses und insbesondere die Durchführung der UV-Bestrahlung im

---

* Frau R. Zeidler, Frau K. Fuchs, Frl. E. Haug und Frl. M. Gagalowicz danke ich für die Durchführung der analytischen Arbeiten; Frau G. Müller für die sorgfältige Ausführung des Manuskriptes

Produktionsmaßstab. Hierzu wurden Rotationsdurchflußapparaturen entwikkelt, welche die standardisierte UV-Bestrahlung im 1000l Maßstab ermöglichen (2 mW/cm^2 · min, 254 nm). Die Lagerstabilität von BS wird durch Entfernung von Fibrinogen und der Lipoproteine durch Aerosilbehandlung [4] erreicht. Hierdurch ist eine Lagerung in flüssiger Form ohne Eintrübung der Lösung möglich.

Die Effektivität der Plasmasterilisation mit β-PL/UV wurde in Schimpansenexperimenten geprüft. Prince et al. [5] sowie Stephan u. Berthold [6] zeigten, daß 10 Produktionschargen PPSB aus β-PL/UV-behandeltem Humanplasma bei 11 Schimpansen keine Hepatitis B und keine Hepatitis Non-A/Non-B erzeugten. Unter Verwendung von Hepatitis B-infektiösem Plasma konnte Prince nachweisen, daß β-PL/UV mehr als $10^{2,5}$ CID$_{50}$[1] Hepatitis-B-Viren pro ml Plasma inaktiviert [5]; in weiteren Experimenten präzisierte Prince diesen Wert zu ca. 10^7 CID$_{50}$/ml [7]. Zu einem Inaktivierungseffekt von ca. 10^6 CID$_{50}$/ml für β-PL/UV bei der Sterilisation von Hepatitis-B-infektiösem Serum kamen Stephan et al. [8]. Schließlich wies Prince nach, daß nach Applikation einer Mischung von 5 Chargen Biseko (7 ml/kg) an 6 Schimpansen die Tiere weder eine Hepatitis B noch eine Hepatitis Non-A/Non-B entwickelten [7]. Diese Befunde werden durch die klinische Praxis bestätigt: Während des Zeitraums 1967–1980 wurden ca. 1,2 Mio Verkaufseinheiten Biseko appliziert, ohne daß ein Fall einer Hepatitis berichtet wurde, gegenüber zahlreichen Hepatitisfällen nach Serumapplikationen vor Einführung des Sterilisationsverfahrens (1950–1966). Im folgenden wird über Eigenschaften und Lagerstabilität ausgewählter Proteine der Serumkonserve Biseko berichtet, die als Basisproteinlösung bei Hypoproteinämie und zur Infektprophylaxe eine breite klinische Anwendung gefunden hat [15–17].

Ergebnisse und Diskussion

Qualitative Proteinzusammensetzung

Die Gelfiltration von BS an Ultrogel ACA 34 im Vergleich zu Normalhumanserum zeigt Abb. 1. Beide Chromatogramme gleichen sich, bis auf die Verminderung des höchstmolekularen Peaks in BS: ein Ausdruck für die Lipoproteinadsorption. Diese Befunde werden bestätigt durch die Immunelektrophorese (Abb. 2), die in BS im Vergleich zu Normalhumanserum nahezu alle Proteine unverändert zeigt. Die minimale Erhöhung der elektrophoretischen Wanderungsgeschwindigkeit des Albumins und Transferrins wird durch geringfügige

---

[1] 1 CID$_{50}$ = 1 *C*himpanzee *I*nfectious *D*ose, bei der 50% der inokulierten Tiere infiziert werden

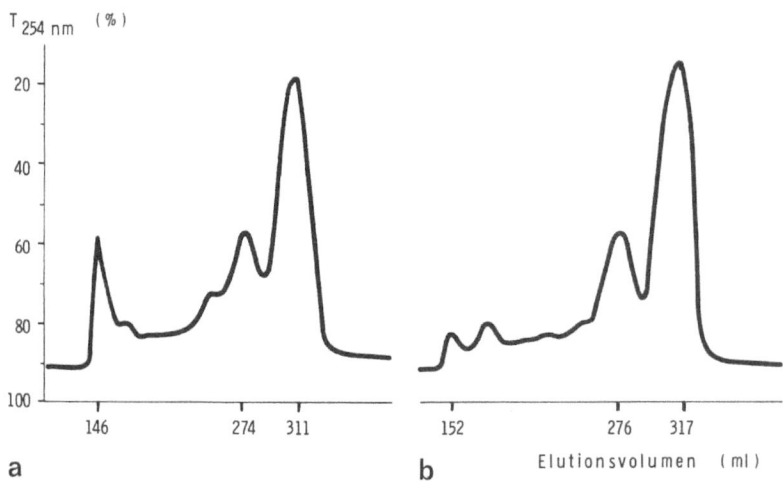

Abb. 1a, b. Gelfiltration an Ultrogel ACA 34. *Links:* Normalhumanserum, *rechts:* Biseko *213 020*

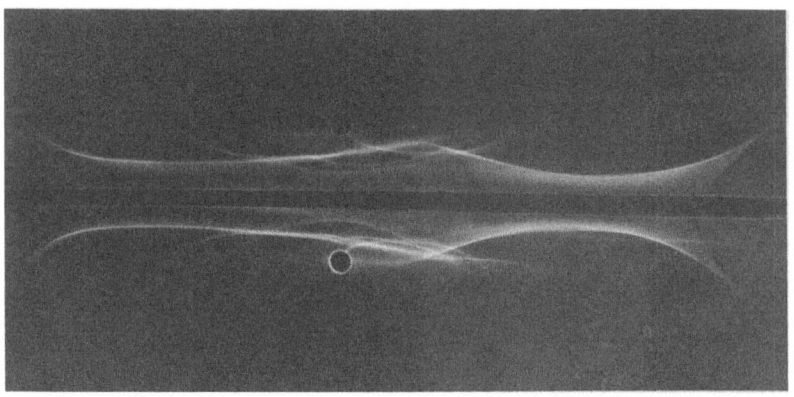

Abb. 2. Immunelektrophoretische Auftrennung. *Unten:* Normalhumanserum, *oben:* Biseko *213 020*

Modifizierung mit β-PL während des Sterilisationsprozesses bewirkt: Die Transporteigenschaften dieser Proteine werden hierdurch jedoch nicht meßbar beeinträchtigt (Tabelle 6). Genausowenig ist eine Veränderung des immunogenen Verhaltens der β-PL/UV-behandelten Proteine nachweisbar [9], wenn die Sterilisation unter standardisierten Bedingungen und in voller Kenntnis des chemischen Reaktionsverhaltens von β-PL in humanem Plasma durchgeführt wird. So ist insbesondere die Esteraseaktivität des zu behandelnden Plasmas bzw. der zu behandelnden Plasmafraktion entscheidend dafür, ob eine Sterilisation ohne wesentliche Aktivitätsverluste der Plasmaproteine möglich ist oder nicht [10–12]. Die Esterasen des Plasmas beschleunigen die an sich schon rasche Hydrolyse von β-PL zur nicht toxischen Hydroxypropionsäure in Gegenwart von Wasser ($t_{1/2}$ = 30 min) etwa um das 10fache, so daß in den kaltsterilisierten Produkten β-PL weder gaschromatographisch [13] noch mit dem Ames-Test [14] nachweisbar ist.

Quantitative Proteinzusammensetzung

Die quantitative Proteinanalyse von BS mittels CAF-Elektrophorese zeigt Tabelle 1. Man sieht, daß infolge der Entfernung der lagerinstabilen Lipoproteine Albumin in BS geringfügig angereichert ist.

Immunglobuline und Antikörper

Die Ergebnisse der radialen Immundiffusion sind in Tabelle 2 zusammengestellt. Bei Berücksichtigung des Proteingehalts sind in Biseko IgG, IgA und IgM in normaler Serumkonzentration enthalten. Einige Aktivitäten der in der Immunglobulinfraktion enthaltenen Antikörper sind in Tabelle 3 und 4 zusammengestellt. Sowohl die bakteriellen als auch die viralen Antikörper zeigen innerhalb der methodischen Fehlerbreite und biologischen Schwankungsbreite in BS die gleiche Aktivität wie in Serum. Die einzige Ausnahme betrifft den Gehalt an Anti-HBs. Während BS innerhalb einer gewissen Schwankungsbreite in den einzelnen Chargen konstante Anti-HBs-Titer aufweist, hat das verwendete humane Kontrollserum (100 Spender) keinen nachweisbaren Titer: Ein gutes Beispiel dafür, wie man durch hochgepooltes Plasma (5000 Spender) die weitgehende Standardisierung eines Naturprodukts erreichen kann.

Transportproteine

Die radiale Immundiffusion liefert die Werte der Tabelle 5. Bezogen auf den gleichen Proteingehalt ist Albumin in BS im Vergleich zu Normalserum leicht erhöht, Coeruloplasmin dagegen deutlich erniedrigt. Die Bindungskapazitäten von Humanalbumin für Bilirubin, von Transferrin für Fe^{+++}, von Haptoglobin für Hämoglobin und von Coeruloplasmin für Cu^{++} sind in Tabelle 6 zusammengestellt. Mit den angewendeten Untersuchungsmethoden (Fehlerbreite 15–20%) läßt sich keine Reduktion der biologischen Aktivität der Transportproteine durch das Bisekoherstellungsverfahren nachweisen.

Tabelle 1. Proteinzusammensetzung von Biseko

Präparat	Gesamtprotein [g/100 ml]	CAF-Elektrophorese [Rel.%]				
		Albumin	α_1	α_2	β	γ
Serum	7,25	60,4	3,2	10,9	8,9	16,6
BS 206030	5,4	62,9	4,0	10,7	7,2	15,2
BS 222020	5,7	64,0	4,0	10,0	6,9	15,1
BS 213020	5,7	62,6	4,3	10,4	7,5	15,2

Tabelle 2. Konzentration der Immunglobuline in Biseko

Präparat	Gesamtprotein [g/100 ml]	IgG	IgA [mg/100 ml]	IgM
Serum	5,5	800	182	70
BS 206030	5,4	840	168	62
BS 222020	5,7	930	174	62
BS 213020	5,7	910	176	64

Tabelle 3. Bakterielle Antikörper in Biseko

Präparat	Antigen				
	E.coli (Reziproke Titer)	Pyo	Klebsiella	Streptococcus viridans	Streptolysin [E/ml]
Serum (5,5%)	320	320	80	160	100
BS 206030	320	80	320	40	100
BS 222020	160	40	320	40	100
BS 213020	320	80	320	80	100

Tabelle 4. Auswahl viraler Antikörper in Biseko

Präparat	Antigen			
	Röteln (HHT)	Herpes simplex (KBR)	HBsAg (RIA)	A_2-Taiwan (HHT)
	(Reziproke Titer)			
Serum (5,5%)	64	40	Negativ	40
BS 206030	64	20	32	40
BS 222020	64	20	64	40
BS 213020	64	40	32	40

Tabelle 5. Transportproteine in Biseko

Präparat	Albumin [mg/100 ml]	Hapto-globin [mg/100 ml]	Trans-ferrin [mg/100 ml]	Coerulo-plasmin [mg/100 ml]
Serum (5,5%)	3210	140	257	27
BS 206030	3310	133	250	16
BS 222020	3420	118	262	17
BS 213020	3380	134	260	18

Tabelle 6. Bindungskapazität der Transportproteine

Präparat	Albumin	Haptoglobin	Transferrin	Coerulo-plasmin
	[mg Bilirubin /100 mg]	[mg Hämoglo-bin/ 100 mg]	[µg Eisen /100 mg]	[µg Cu/10 mg]
Serum (5,5%)	2,2	55	103	18
BS 206030	1,9	53	101	Nicht getestet
BS 222020	1,8	58	109	21
BS 213020	1,7	45	99	23

Tabelle 7. Konzentration der Inhibitoren

Präparat	α_1-Antitrypsin [mg/100 ml]	α_2-Makroglobulin [mg/100 ml]
Serum (5,5%)	220	140
BS 206030	185	150
BS 220020	203	164
BS 213020	208	161

Enzyminhibitoren–Enzyme

Gemessen wurde der Gehalt an α_1-Antitrypsin und dessen Inhibitorwirkung auf Trypsin bzw. Elastase sowie der Gehalt an α_2-Makroglobulin und dessen Inhibitorwirkung auf Plasmin. Die Ergebnisse der radialen Immundiffusion (Tabelle 7) und der Fibrinagarelektrophorese (Abb. 3) zeigen, daß sowohl die immunologisch nachweisbare Konzentration der obigen Inhibitoren als auch deren biologische Aktivität in BS unverändert enthalten sind. Als wichtiges Enzym wurde in BS Cholinesterase bestimmt, das in der Lage ist, das Muskelrelaxans Succinylcholin abzubauen. Die Ergebnisse der Tabelle 8 zeigen auch in

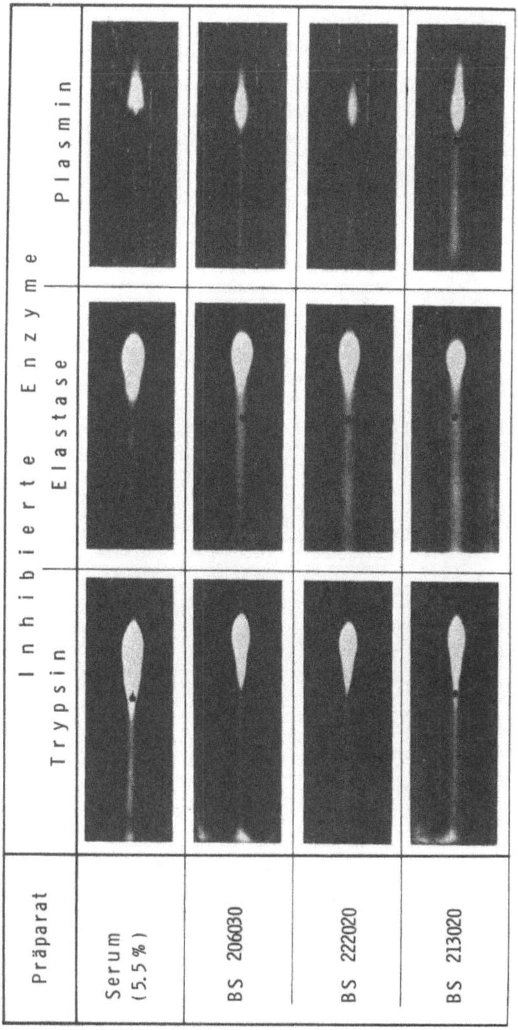

Abb. 3. Bestimmung der Inhibitoraktivität von α_1-Antitrypsin und α_2-Makroglobulin durch Fibrinagarelektrophorese

Tabelle 8. Cholinesteraseaktivität

Präparat	Cholinesterase [E/l]
Serum (5,5%)	1510
BS 206030	1380
BS 222020	1470
BS 213020	1410

diesem Falle für BS eine, im Vergleich zum proteinkorrigierten Normalserum, unveränderte, chargenunabhängige Aktivität.

Faßt man die Ergebnisse zusammen, so zeigt Biseko eine mit Normalhumanserum gleicher Proteinkonzentration vergleichbare, chargenunabhängige Aktivität bezüglich der Transportproteine, der Immunglobuline und der Inhibitorproteine. Im folgenden wird auf die Frage eingegangen, inwieweit sich diese Aktivitäten als lagerstabil erweisen.

Lagerstabilität

Um zu prüfen, in welchem Umfang die biologische Aktivität der Proteine in BS durch ungünstige Lagerungsbedingungen beeinträchtigt wird, wurde BS 4 Wochen bei 37 °C gelagert. Die anschließenden Proteinmessungen erfolgten im Vergleich zu BS, das bei 5 °C gelagert wurde. Die Ergebnisse sind in den Tabel-

Tabelle 9. Konzentration ausgewählter Serumproteine in Biseko nach Lagerung

Präparat	IgG	IgA	IgM	α_1Anti-trypsin	α_2Makro-globulin	Hapto-globin	Trans-ferrin	Coerulo-plasmin
				[mg/100 ml]				
BS 206030, 5°C	840	168	62	185	150	133	250	16
4 Wochen, 37°C	830	166	66	160	153	132	250	11
BS 222020, 5°C	930	174	62	203	164	118	262	17
4 Wochen, 37°C	920	164	64	175	168	113	260	10
BS 213020, 5°C	910	176	64	208	161	134	260	18
4 Wochen, 37°C	910	176	68	175	163	134	260	11

Tabelle 10. Bindungskapazitäten ausgewählter Transportproteine in Biseko nach Lagerung

Präparat	Albumin	Haptoglobin	Transferrin	Coerulo-plasmin
	[mg Bilirubin /100 mg]	[mg Hämoglobin/100 mg]	[µg Fe/ 100 mg]	[µg Cu/10 mg]
BS 206030, 5°C	1,9	53	101	Nicht getestet
4 Wochen, 37°C	1,7	40	96	
BS 222020, 5°C	1,8	58	109	21
4 Wochen, 37°C	1,8	43	90	14
BS 213020, 5°C	1,7	45	99	24
4 Wochen, 37°C	1,8	43	98	10

len 9–13 und in den Abb. 4 und 5 zusammengestellt: Der überwiegende Teil der gemessenen Proteinkonzentrationen und -aktivitäten ist auch bei Lagerung bei 37 °C innerhalb der methodischen Fehlerbreite stabil. Lediglich α_1-Antitrypsin und Coeruloplasmin verlieren ca. 15 bzw. ca. 30% der mit der Immundiffusion nachweisbaren Konzentration. Die für α_1-Antitrypsin und α_2-Makroglobulin

Tabelle 11. Cholinesteraseaktivität in Biseko nach Lagerung

Präparat	Cholinesterase [E/l]
BS 206030, 5 °C	1370
4 Wochen, 37 °C	1390
BS 222020, 5 °C	1470
4 Wochen, 37 °C	1390
BS 213020, 5 °C	1400
4 Wochen, 37 °C	1390

Tabelle 12. Aktivität bakterieller Antikörper in Biseko nach Lagerung

Präparat	Antigen				
	E.coli	Pyo	Klebsiella	Streptococcus viridans	Streptolysin [E/ml]
	(Reziproke Titer)				
BS 206030, 5 °C	320	80	320	40	100
4 Wochen, 37 °C	160	40	160	40	100
BS 222020, 5 °C	160	40	320	40	100
4 Wochen, 37 °C	160	80	160	40	100
BS 213020, 5 °C	320	80	320	80	100
4 Wochen, 37 °C	160	40	160	40	150

Tabelle 13. Aktivität viraler Antikörper in Biseko nach Lagerung

Präparat	Antigen			
	Röteln (HHT)	Herpes simplex (KBR)	HBsAg (RIA)	A_2Taiwan (HHT)
		(Reziproke Titer)		
BS 206030, 5 °C	64	20	32	40
4 Wochen, 37 °C	64	10	32	40
BS 222020, 5 °C	64	20	64	40
4 Wochen, 37 °C	64	10	32	40
BS 213020, 5 °C	64	40	32	40
4 Wochen, 37 °C	64	20	32	40

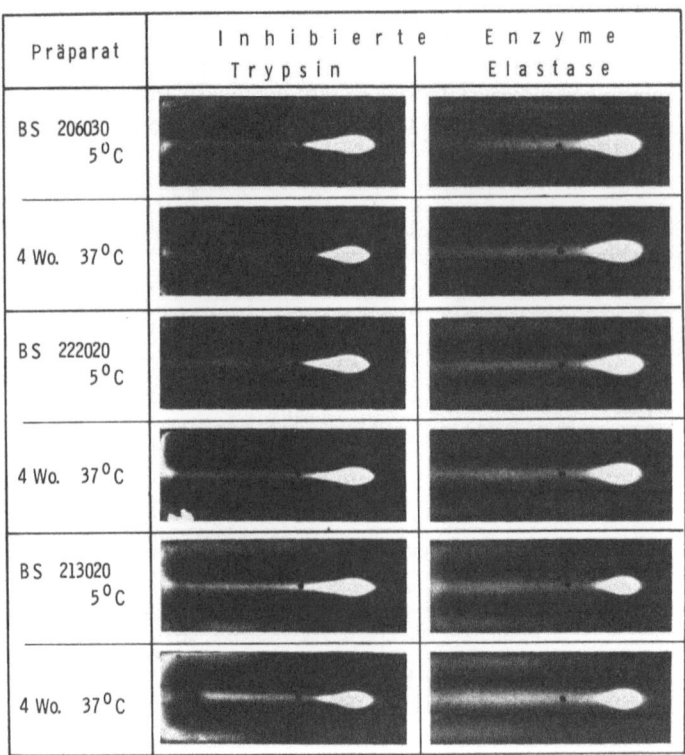

Abb. 4. Fibrinagarelektrophorese von gelagertem Biseko zur Bestimmung der α_1-Antitrypsinaktivität. Wo. = Wochen

nachweisbaren Verluste der Inhibitoraktivität bewegen sich mit ca. 15% innerhalb der Fehlerbreite der Fibrinagarelektrophorese. Die Abnahme der Bindungskapazitäten von Haptoglobin liegt für 2 BS-Chargen knapp über der Fehlerbreite der Methode, während die Abnahme der Bindungskapazität von Coeruloplasmin bei einer Charge deutlich über der Fehlerbreite von 20% liegt.

Material und Methoden

Bestimmung der Serumproteine. Radiale Immundiffusion auf Partigen-Platten von Behring. Fehlerbreite: Laut Hersteller ist die Abweichung der Standardwerte ± 15%.

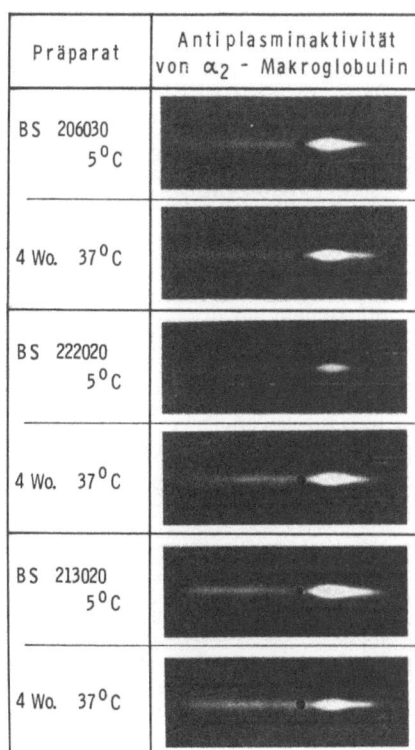

Abb. 5. Fibrinagarelektrophorese von gelagertem Biseko.
Wo. = Wochen

Immunelektrophorese. Nach Scheidegger [18].

Gelfiltration
Säule: K 25/100 von Pharmacia
Gel: Ultrogel ACA 34 von LKB
Puffer: Physiologische Kochsalzlösung
Wellenlänge: 254 nm
Aufgetragen werden: 5 ml 5%iges Serum
Tropfgeschwindigkeit: 25 ml/h

Die quantitative Auswertung erfolgt durch Planimetrie der einzelnen Peaks.

Bilirubin-Albumin-Bindung

Bei der Durchführung der Bilirubin-Albumin-Bindung ist es erforderlich, jeden Arbeitsgang im Dunkeln durchzuführen.

Vorbereitung der Probe: 60 mg Bilirubin pro 100 ml Serum
6 mg Bilirubin reinst (Sigma Chemical Comp.) werden in 1 ml Natriumkarbonat, 0,1 molar und 1 ml Essigsäurelösung, 0,1 molar mit einem Magnetstab völlig gelöst. Dazu werden 8 ml Serum (5g%) pipettiert und gut gemischt.

Gelchromatographie. 6,25 ml der vorbereiteten Probe werden sofort auf eine abgedunkelte Säule gegeben.
Säule: K 25/100 von Pharmacia
Gel: Sephadex G 150
Puffer: Physiologische Kochsalzlösung
Tropfgeschwindigkeit: 26 ml/h

Auswertung. Die Röhrchen des gelbgefärbten Bilirubin-Albumin-Peaks werden wie folgt ausgewertet:
Bilirubin: Nach der DPD-Methode-Monotest von Boehringer.
Albumin: Mit M-Partigen Platten von Behring.

Berechnung. Die Summe der einzelnen Bestimmungen von Bilirubin und Albumin, ins Verhältnis gesetzt, ergibt die Bindungskapazität ausgedrückt in mg Bilirubin pro 100 mg Albumin. Die Fehlerbreite beträgt ca. 20%.

Eisen-Transferrin-Bindung

Vorbereitung der Probe: 400 µg Fe^{3+} pro 100 ml Serum.
Von der zu testenden Serumprobe wird zuerst der Fe^{3+}-Gehalt geprüft. (Bathophenanthrolin-Methode Merckotest.) Dann stellt man sich eine $FeCl_3$-Lösung her und ergänzt die bis 400 µg/100 ml fehlenden Fe^{3+}-Ionen entsprechend einem 2- bis 3fachen Überschuß an ungebundenem Fe^{3+}.

Gelchromatographie. 5 ml der vorbereiteten Probe werden chromatographiert.
Säule: K 25/100 von Pharmacia
Gel: Sephadex G 150
Puffer: Physiologische Kochsalzlösung
Tropfgeschwindigkeit: 26 ml/h

Auswertung. Die Röhrchen des Eisen-Transferrin-Peaks (letzter Peak der Serumauftrennung) werden wie folgt ausgewertet:
Eisen: Mit Merckotest (es werden mindestens 2 Doppelbestimmungen durchgeführt). Außerdem ist darauf zu achten, daß mit destilliertem Wasser gespülte Geräte zu verwenden sind.
Transferrin: M-Partigen-Platten von Behring.

Berechnung. Die Summe der einzelnen Bestimmungen von Eisen und Transferrin, ins Verhältnis gesetzt, ergibt die Bindungskapazität ausgedrückt in µg Eisen/100 mg Transferrin.
Die Fehlerbreite beträgt ca. 15%.

Hämoglobin-Haptoglobin-Bindung

Vorbereitung der Probe: 200 mg Hb pro 100 ml Serum
Von dem zu testenden Serum wird zunächst der Hb-Gehalt nach der Hämoglobin-Cyanid-Methode bestimmt. Man ergänzt danach das bis 200 mg/100 ml fehlende Hb, entsprechend einem 2- bis 3fachen Überschuß an ungebundenem Hämoglobin.

Gelchromatographie. 5 ml der vorbereiteten Probe werden chromatographiert.
Säule: K 25/100 Pharmacia
Gel: Sephadex G 150
Puffer: Physiologische Kochsalzlösung
Tropfgeschwindigkeit 26 ml/h

Auswertung. Aus den Röhrchen mit dem rötlich gefärbten Hb-Hp-Peak (1. Peak der chromatographierten Serumprobe) wird das
Hämoglobin mit der Hämoglobin-Cyanid-Methode bestimmt und das
Haptoglobin mit LC-Partigen Platten von Behring.

Berechnung. Die Summe der einzelnen Bestimmungen von Hämoglobin und Haptoglobin, ins Verhältnis zueinander gesetzt, ergibt die Bindungskapazität ausgedrückt in mg Hämoglobin/100 mg Haptoglobin.
Die Fehlerbreite beträgt ca. 15%.

Kupfer-Coeruloplasmin-Bindung

Vorbereitung der Probe: 300 µg Cu^{++} pro 100 ml Serum
Bestimmung des Kupfergehalts in der zu testenden Serumprobe mittels Testkombination von Boehringer. (Methode: Bathocuproin mit Enteiweißung.)
Danach stellt man eine 0,01 molare Kupfersulfatlösung her und ergänzt die bis 300 µg/100 ml fehlenden Cu^{++}-Ionen, entsprechend einem 2- bis 3fachen Überschuß an ungebundenem Cu^{++}.

Gelchromatographie. 5 ml der vorbereiteten Probe werden chromatographiert.
Säule: K 25/100 Pharmacia
Gel: Sephadex G 150
Puffer: Physiologische Kochsalzlösung
Tropfgeschwindigkeit: 26 ml/h

Auswertung. Die Röhrchen des 2. Peaks der chromatographierten Serumprobe werden wie folgt untersucht:
Kupfer: Messung durch Atomisierung im Graphitrohr eines Einstrahlatomadsorptionsspektrometers – AAS 300 von Perkin Elmer – im Battelle-Institut Ffm.
Coeruloplasmin: Bestimmung mit LC-Partigen Platten von Behring.

Berechnung. Die Summe der einzelnen Bestimmungen von Kupfer und Coeruloplasmin, ins Verhältnis zueinander gesetzt, ergibt die Bindungskapazität ausgedrückt in µg Kupfer/10 mg Coeruloplasmin.
Die Fehlerbreite beträgt ca. 20%.

Gesamtproteinbestimmung

Sie erfolgte mit der Biuret-Methode zitiert nach [21]; Serumfaktor [18,3].

Cholinesteraseaktivität. Testkombination von Boehringer, 124, 117; Messung von $\Delta E/30$ s bei 25 °C und einer Wellenlänge von 405 nm.

Virusantikörper. Die Bestimmung erfolgte mit der Komplementbindungsreaktion sowie durch Hämagglutinationshemmung im Hygiene-Institut Frankfurt/Main von Professor G. May.

Bakterielle Antikörper. Sie wurden mit der passiven Hämagglutination nach Neter [19] bestimmt.

Cellulose-Acetat-Folien-Elektrophorese (Makromethode)

Reagenzien: Beckmann-B 2 Puffer, pH 8,6; Cellulose-Acetat-Folien von Sartorius Type SM 122 00 BB 25,2 × 145 mm; Färbelösung, Sartorius SM 212; Entfärbelösung, Sartorius SM 222.
Geräte: Boskamp Mikrophorkammer mit Speisegerät, Trockenschrank bei 90–100 °C.
Ausführung: Auftrennzeit 45 min bei 250 Volt konstant.
Auswertung: Mit Eppendorf-Pherogrammauswerter 2613.

Fibrin-Agar-Elektrophorese [20]

Bestimmung der Inhibitoraktivität von
1. α_1-Antitrypsin durch (a) Trypsin und (b) Elastase.
2. α_2-Macroglobulin durch Plasmin.

Reagenzien und Geräte

Michaelispuffer; pH 8,2
44,5 g Natriumbarbiturat
29,4 g Natriumazetat
ca. 600 ml 0,1 n HCl
ad 5 l destilliertes Wasser
0,5 g Natriumazid

Agar; 1,5%ig. 1,5 g Agar (Behring) werden mit 50 ml Wasser und 50 ml Puffer im siedenden Wasserbad gelöst und dann auf 55 °C temperiert.

Rinderfibrinogenlösung; 0,4%ig. 40 mg Rinderfibrinogen (Behring ORHP) werden in 10 ml Puffer bei 20 °C gelöst.

Primäre Kalziumphosphatlösung; 0,85%ig. 85 mg primäres Kalziumphosphat Ca$(H_2PO_4)_2 \times H_2O$ werden in 10 ml destilliertem Wasser gelöst und auf 55 °C erwärmt.

Trypsin; 10 mg%ig. 5 mg Trypsin (Boehringer) werden in 50 ml destilliertem Wasser gelöst.

Elastase. 15 Einheiten pro mg Protein (Sigma Chemical Corp.) No. E-1250.

Plasmin. 25 Einheiten pro 0,625 ml (Deutsche Kabi, München).

Elektrophoresekammer von Firma Bender Hobein.

Doppelrillenstanze von Firma LKB.

Durchführung

1. Herstellung der Fibrinagarplatten
Folgende Reagenzien werden in der Reihenfolge der Angabe im Reagenzglas gemischt. Sie sind jeweils für einen Objektträger bestimmt:
2,4 ml Agarlösung (55 °C),
0,3 ml primäre Kalziumphosphatlösung (55 °C),
0,5 ml Rinderfibronogenlösung (20 °C).

Die Mischung wird sofort auf einen Objektträger gegossen. Nach dem Erstarren (5 min) werden die Agarplatten in einer Feuchtekammer im Trockenschrank 1 h bei 80 °C gehalten. Man läßt sie im Trockenschrank abkühlen und danach sind die Fibrinagarplatten sofort zum Stanzen der Doppelrillen und des Brunnens verwendbar.

2. *Elektrophoretische Auftrennung mit anschließender enzymatischer Verdauung*
 a) Zur Untersuchung der *Trypsinaktivität* werden 2,0 µl Serum aufgetragen und 2 h bei 200 Volt aufgetrennt. Danach werden in die gestanzten und ausgehobenen Parallelrillen je 100 µl einer 10-mg-%igen Trypsinlösung ≙ 0,01 mg gegeben und 16 h bei 20°C stehengelassen.

 b) Für die *Elastaseaktivität* werden 4,0 µl Serum aufgetragen und 2 h bei 200 Volt aufgetrennt. In die Parallelrillen werden je 100 µl Elastase ≙ 0,1 Einheit gefüllt und 16 h bei 20°C stehengelassen.

 c) Zur Bestimmung der Inhibitoraktivität des α_2-Makroglobulins durch die Proteolyse mit *Plasmin* werden 8,0 µl Serum, wie oben beschrieben, elektrophoretisch aufgetrennt. In die Rillen werden je 100 µl Plasmin ≙ 3 Einheiten gefüllt und 16 h bei 20°C in der Feuchtekammer belassen.

 Nach der Inkubation werden die Objektträger mit Filterpapier abgedeckt, getrocknet und wie üblich mit Amidoschwarz gefärbt und entfärbt.

Auswertung. Die Fläche des unverdauten Proteins ist proportional der Inhibitoraktivität. Die quantitative Auswertung geschieht zweckmäßig durch Auswiegen der Flächen. Die Fehlerbreite der Methode beträgt ± 15%.

Literatur

1. Stephan W (1980) New plasma fractionation technology. Lecture and Symposium Abstracts of the Hematology/Transfusion Congress Montreal 1980
2. Stephan W (1971) Hepatitis-free and stable human serum for intravenous therapy. Vox Sang 20: 442–457
3. LoGrippo GA (1969) Status of betaprone for cold sterilization of biologic products. Vox Sang 17: 52–60
4. Stephan W, Róka L (1968) Adsorption von Liproproteiden/Behandlung von Seren mit Adsorbentien. I. Mitteilung. Z Klin Chem Klin Biochem 6: 186–190
5. Prince AM, Stephan W, Brotman B, Ende Van den MC (1980) Evaluation of the effect of betapropiolactone/ultraviolet irradiation (βPL/UV) treatment of source plasma on hepatitis transmission by factor IX complex in chimpanzees. Thromb Haemostasis 44: 138–142
6. Stephan W, Berthold H (1980) Untersuchungen zur Hepatitissicherheit von sterilisierten Gerinnungsfaktoren aus Humanblut. Eine Schimpansenstudie. In: Schimpf K (Hrsg.) Fibrinogen, Fibrin und Fibrinkleber. Schattauer, Stuttgart S 321–325
7. Prince AM, Stephan W, Brotman B (1981) β-Propiolactone/ultraviolet irradiation: Quantitative studies on effectiveness for inactivation of hepatitis B virus. Symposium on Viral Hepatitis New York, March 28–April 2, 1981

8. Stephan W, Berthold H, Prince AM (1981) Effect of combined treatment of serum containing hepatitis B virus with betapropiolactone and ultraviolet irradiation. Vox Sang 41: 134–138
9. Sonneborn HH, Stephan W (1980) Untersuchungen zur Verträglichkeit von β-Propiolacton-behandeltem und UV-bestrahltem Rattenserum. Infusionstherapie 7: 145–147
10. Stephan W (1968) Individuelle Unterschiede bei der Behandlung von Plasmen und Seren mit β-Propiolacton. Z Klin Chem Klin Biochem 6: 481–483
11. Stephan W (1969) Über die Hydrolyse von β-Propiolacton in Seren und Plasmen. Z Klin Chem Klin Biochem 7: 518–520
12. Stephan W, Haug E (1970) Unterschiedliche Wirksamkeit von β-Propiolacton bei der Sterilisation von esterase-aktiven und -inaktiven Seren und Plasmen. Zentralbl Bakteriol [B] 215: 381–385
13. Pruggmayer D, Stephan W (1976) Gas chromatographic trace analysis of β-propiolactone in sterilized serum proteins. Vox Sang 31: 191–198
14. Lissner RW, Pincus JH, Mortelmans K, Tanaka W (1980) On the mutagenicity of β-propiolactone treated therapeutic blood products. Lecture and Symposium Abstracts of the Hematology/Transfusion Congress Montreal 1980.
15. Gierhake FW (1976) Wundheilungsstörungen und ihre Verhütung. Unfallheilkunde 79: 457–460
16. Stöcker R, Gierhake FW (1978) Bedeutung von Aminosäuren für die Immunabwehr. In: Eckart J, Heuckenkamp P.-U., Weinheimer B (Hrsg) Grundlagen und neue Aspekte der parenteralen und Sondenernährung. Thieme, Stuttgart S 293–297
17. Bauer HW, Mellin HE, Grabs GH (1980) Über die Bedeutung der postoperativen Zufuhr von Plasmaproteinen. Infusionstherapie 7: 301–304
18. Scheidegger JJ (1955) Une micro-méthode de l'immuno-électrophorèse. Int Arch Allergy Appl Immunol 7: 103–110
19. Neter E (1956) Bacterial hemagglutination and hemolysis. Bacteriol Rev 20: 166–188
20. Heimburger N, Schwick G (1962) Die Fibrinagar-Elektrophorese. 1.: Beschreibung der Methode. Thromb Diathes haemorrh 7: 432–443
21. Henry FJ (1965) Proteins. Clinical Chemistry, 3rd edn. Harper & Row, New York p 173–253

Efficacy of Combined Treatment of Human Plasma with β-Propiolactone and UV Irradiation

A. M. Prince, W. Stephan, and B. Brotman

Abstract

The efficacy of combined β-propiolactone/ultraviolet irradiation (βPL/UV) for inactivation of hepatitis B virus in labile blood derivatives has been reinvestigated. To permit quantitative estimation of process efficacy, a regression analysis of the relation between virus dose and incubation period has been carried out. This has provided a means of estimating virus titer, and of determining the accuracy of such estimates.

The data suggest that βPL/UV can reduce virus titer about 10 millionfold (10^7); the process efficacy for βPL/UV followed by the Aerosil adsorption procedures used in preparation of a stabilized human serum (Biseko), containing most human serum proteins except for removal of factor VIII, the PPSB factors, fibrinogen and the lipoproteins, was estimated to be about 10^8.

This degree of virus inactivation should be more than sufficient to sterilize the amount of hepatitis B virus that can be expected in pooled human plasma which has been screened for HBsAg.

Introduction

Despite present-day utilization of sensitive "third generation" test methods for detection of hepatitis B virus (HBV) carriers, and the resulting exclusion of plasma containing detectable hepatitis B surface antigen (HBsAg) from plasma pools, residual HBV and non-A, non-B hepatitis viruses continue to contaminate most lots of the high-risk blood derivatives [1-6]. For example, Ohlmeier et al. found that 71% of prospectively followed cardiac surgery patients who received coagulation factor concentrates, prepared from plasma which was free of HBsAg detectable by third generation methods, developed hepatitis [7]. The problem is especially acute for non-A, non-B hepatitis viruses, which presently produce the majority of cases of hepatitis transmitted by transfusion, and for which there is no effective carrier identification test [8-11].

There is thus a need for sterilization procedures which can be applied to the production of labile blood derivatives, particularly the coagulation factors: factor VIII, factor IX concentrate, and fibrinogen.

In addition, a safe procedure is required for producing a plasma derivative for intravenous use which contains all the immunoglobulins – including IgM which is not present in appreciable quantity in standard immune serum globulin (ISG). A product (Biseko, Biotest) which satisfies the latter requirements has been developed [12]. This is a stabilized, lipoprotein-free human serum preparation which is produced from the plasma proteins remaining after removal of the cryoprecipitate, factor IX concentrate, and fibrinogen.

A satisfactory sterilization procedure should effectively inactivate any quantity of HBV, or non-A, non-B hepatitis virus(es) likely to be present in large plasma pools; it must also preserve the desired labile blood proteins in a biologically active and undenatured state. Furthermore, the resulting products must be nonimmunogenic and noncarcinogenic.

A combined β-propiolactone/ultraviolet irradiation (βPL/UV) procedure was first proposed by LoGrippo et al. as an effective means of sterilization of pooled human plasma [13–15]. Interest in this approach was dampened, however, by early reports that neither βPL nor UV irradiation, when applied separately, was able to completely sterilize an HBV-infective human plasma pool [16–17]. Furthermore, both procedures appeared to denature serum proteins which raised the possibility that labile proteins would be inactivated, and that the resulting products might also be immunogenic [16]. Lastly, the finding that repeated painting of the skin of mice with nonaqueous solutions of βPL resulted in induction of tumors raised the possibility that βPL-treated proteins might also be carcinogenic [18].

Nevertheless, the obviously strong virucidal effect of a combined βPL/UV procedure [13, 19] suggested that further investigation might result in modifications and improvements which could circumvent the above difficulties. Thus, throughout the last decade, Stephan and his colleagues have continued to investigate "cold sterilization" of plasma and plasma products by modified βPL/UV procedures [12, 19, 30]. These studies revealed that a standardized procedure could be carried out on a large scale without major denaturing effects on serum proteins [12], and that factor IX concentrate (PPSB) prepared from βPL/UV-treated plasma had normal in vitro and in vivo activity and stability [22–24, 31]. In addition, gas-chromatographic studies [20] and Ames test results [32] revealed that under appropriate conditions βPL is rapidly and completely degraded to nontoxic and nonmutagenic metabolites by plasma hydrolases, within hours after addition to human plasma.

On the basis of the above findings, clinical utilization of PPSB and stabilized human serum (Biseko), both derived from βPL/UV-treated plasma, was approved in Germany. Neither case-reporting nor prospective clinical studies revealed hepatitis transmission by these products [12, 21, 25].

Recent studies have also shown that *repeated* administration of βPL/UV-treated PPSB to chimpanzees over a 1-year period failed to reveal immunogenicity [33] or thrombogenicity of the treated proteins [34].
Nevertheless, the availability of the chimpanzee model for HBV and non-A, non-B infections [35–41], combined with concern about possible defects in the clinical data such as underreporting or prior immunity in recipients, suggested the desirability of subjecting the virucidal activity of the βPL/UV procedure to quantitative evaluation in chimpanzees. Preliminary results of such studies have been reported [27–30].
In the present report we will present additional quantitative data on the efficacy of βPL/UV treatment of source plasma for inactivation of HBV, and document the sterility of stabilized human serum prepared from large pools of βPL/UV-treated plasma. A quantitative estimate of the virucidal effect of the procedure will be presented.

Materials and Methods

Chimpanzees

Six wild-caught juvenile chimpanzees (see Tables 1 and 2) held in the primate facility of Vilab II at the Liberian Institute for Biomedical Research, Robertsfield, Liberia, were the subjects of the present trial. These animals had been held in quarantine for 4–33 months prior to the onset of the study and were free of HBsAg, anti-HBs, and anti-HBc in biweekly blood specimens collected during this time. The animals were housed in groups of two in large, screened outdoor cages which permitted freedom of movement and play. Extensive precautions were taken to prevent transmission of infections from man to animal and animal to man, as well as from cage to cage. These included the wearing of disposable or sterilizable gloves, boots, and coveralls; sterilization of all food containers after each use; use of cleaning brushes in one cage only; use of disposable covers on tables used for bleeding and biopsies; use of disposable bleeding and anesthetization supplies, etc.
The six animals had not been used in any study prior to entry into this trial. They were first used to evaluate the safety of production lots of Biseko (phase I). At the completion of 6 months of follow-up in this study, as they had remained free of hepatitis or development of any hepatitis B serologic markers as described below, they were used in phase II of the study: evaluation of βPL/UV inactivation of known HBV-infective starting material.

Follow-up of Inoculated Animals. Each animal was bled weekly, using ketamine HCl anesthesia when required. Ten milliliters of blood was collected and al-

Table 1. Results of phase I: Safety testing of Biseko production lots

No.	Chimpanzee			Inoculum	Volume Inoculum [ml]	Results – Development of:			SGPT >40	Abnormal histology
	Age [years]	Sex	Weight [kg]			HBsAg	Anti-HBs[a]	Anti-HBc[a]		
134	2	F	6.2	Pool of 5 Biseko production lots	40	–	–	–	–	–
137	2	F	6.3	Pool of 5 Biseko production lots	40	–	–	–	–	–
29	4	F	14.5	Pool of 5 Biseko production lots	100	–	–	–	–	–
139	3.5	M	11.8	Pool of 5 Biseko production lots	80	–	–	–	–	–
145	2.5	F	8.2	Pool of 5 Biseko production lots	60	–	–	–	–	–
147	3.5	M	8.0	Pool of 5 Biseko production lots	60	–	–	–	–	–

[a] Except for transient, passively transferred anti-HBs and anti-HBc seen 1–2 weeks after inoculation

Table 2. Results of phase II: Efficacy of βPL/UV and Aerosil on plasma of known infectivity

Inoculum			Chimpanzee			Results	Interpretation[b]	
Identity	Volume Inoculum [ml]	HBsAg [ng/ml]	No.	Weight[a] [kg]		Incub. period to HBsAg [weeks]	HBV CID$_{50}$/ml	Process efficacy
(P-2) HBV-infective plasma	10 10	80 80	134 137	8.3 8.2		4 4	$10^{5.9b}$	
(P-4) HBV-infective plasma $+\beta$PL/UV	10 10	87 87	129 139	16.9 14.5		20 –	$10^{-1.0}$	$\cong 10^{6.9}$
(P-7) HBV-infective plasma $+\beta$PL/UV $+$ Aerosil	10 10	5 5	145 147	11.1 11.1		– –	Negative	$> 10^{8.2c}$

[a] At beginning of phase II
[b] See Discussion section
[c] Includes $10^{1.3}$-fold reduction estimated to result from Aerosil adsorption, based on reduction in HBsAg content

lowed to clot, and serum was promptly separated. Menghini needle liver biopsies were obtained from all animals at 2-week intervals. Formalin-fixed biopsies were embedded in paraffin and stained with hematoxylin and eosin. The duration of follow-up was 6 months (26 weeks) each for phase I and for phase II.

Plasma Sterilization Procedure. βPL-treatment was performed with 0.25 ml freshly distilled βPL (Fluka, Buchs, Switzerland) per 100 ml plasma for 1 h at room temperature and at constant pH 7.2. The treated plasma was then irradiated in a rotation-flow apparatus with four UV lamps, 20 W each (flow rate: 20 liters/h, 0.1 mm film thickness; distance from film to lamp: 1 cm; wavelength: 254 nm). This procedure is in accordance with the production procedure for Biotest PPSB and the serum preparation Biseko. Approximately 40% of factor IX activity is retained after the βPL/UV procedure.

Aerosil Treatment. Aerosil treatment was performed by the method described by Stephan and Roka [40] using 2 g Aerosil 380 (Degussa, Frankfurt/M.) per 100 ml sterilized plasma for 4 h at 45 °C at pH 7.6. This method is in accordance with the adsorption method employed in the manufacture of Biseko.

Diagnosis of Hepatitis

Transaminase Determinations. Serum was tested on the day of collection at Vilab II for alanine aminotransferase, ALT (SGPT), and aspartate aminotransferase, AST (SGOT), by kinetic spectrophotometric assay with a Gilford Instrument Co. Stazar III kinetic analyzer using Worthington Biochemical Co. reagents and reference standards. The normal values for these assays, as determined by tests carried out on 95 normal chimpanzees in our colony, were, for SGPT: geometric mean = 14.8 IU/liter, normal range (antilog mean log SGPT ± 2 standard deviations) 8.9–24.6; for SGOT: geometric mean = 12.3 IU/liter, normal range 5.6–26.9. All abnormal results were repeated, and the results averaged.
After testing, remaining serum was frozen at −70 °C and shipped on dry ice to New York, where an additional determination of ALT was carried out as above using an LKB enzyme analyzer and Boehringer Mannheim reagents. The normal values for ALT in the New York laboratory were: geometric mean = 15.5 Karmen Units, normal range 9.3–26 KU.
Transaminase determinations that were more than twice the upper limit of normal (taken as 50 Units) on two successive occasions, with SGPT greater than SGOT, were considered diagnostic for hepatitis.

Serologic Methods. Weekly sera were tested for HBsAg (Ausria II) at Vilab II and for anti-HBs (Ausab) and Ausria II at the New York Blood Center. Monthly sera, and weekly sera around the time of seroconversion, were tested for anti-HBc (Corab). All tested reagents for these tests were obtained from Abbott Laboratories (North Chicago, Ill.). HBsAg was quantitated by quantitative Ausria [43], by comparison with the German National Standard HBsAg preparation.

Phase I: Safety Testing of Production Lots of $\beta PL/UV$-Treated Biseko

Equal volumes of five production lots of $\beta PL/UV$-Aerosil-treated Biseko, obtained from a total of about 19000 paid and screened blood donors, were pooled. Aliquots of this pool were transported to Liberia and inoculated intravenously into six chimpanzees in the volumes indicated in Table 1. The inoculated animals were then followed up for 6 months as described above.

Phase II: Evaluation of $\beta PL/UV$ Procedure on Known HBV-Infective Plasma

Nineteen milliliters of the New York Blood Center Standard HBV/adw challenge plasma (lot 78–564) was added to 19.5 liters cryoprecipitate-free plasma negative for HBsAg and anti-HBs. The infective material was undiluted plasma obtained from a chronic HBsAg carrier, divided into aliquots and stored at $-70\,°C$. This plasma contained 90 µg/ml HBsAg, was positive for HBeAg by gel diffusion test, rich in Dane particles by negative staining electron microscopy, was strongly positive ($20 \times$ upper limit of normal) for DNA polymerase. The contaminated plasma was then divided into two pools which were further processed as follows (Fig. 1): one pool (P-4) was treated under production conditions at Biotest with $\beta PL/UV$, while the other (P-2) remained untreated. The $\beta PL/UV$-treated plasma was then adsorbed with Aerosil in the research laboratory of Biotest to remove HBsAg and lipoproteins [42], and sterile filtered to yield a stabilized serum-protein preparation (P-7). Aliquots of P-2, P-4, and P-7 were frozen at $-70\,°C$ for subsequent inoculation into chimpanzees.

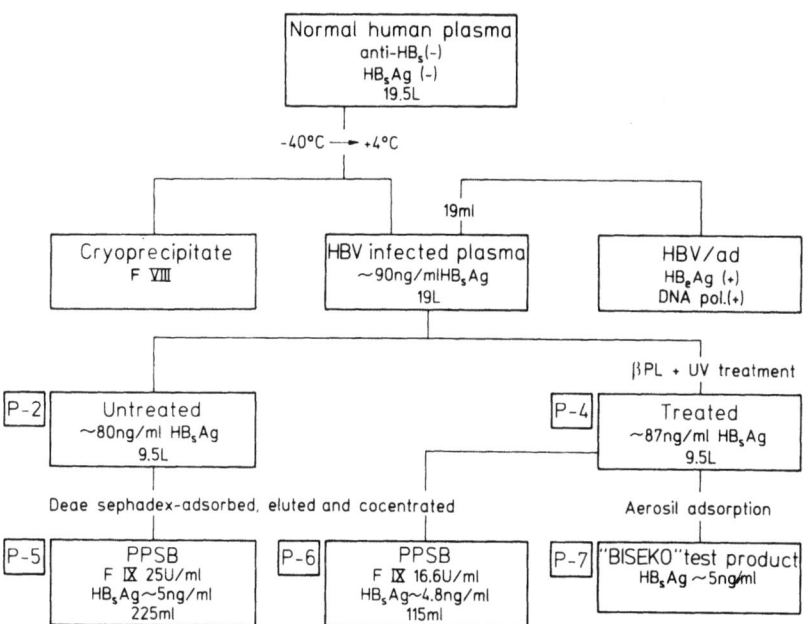

Fig. 1. Design of experiments described in this report

Results

Phase I: Safety of βPL/UV-Treated Biseko Production Lots

To evaluate the safety of production lots of Biseko produced from HBsAg-negative plasma, five lots obtained from about 19 000 donors were pooled and 40–100-ml aliquots (7 ml/kg) were inoculated into six chimpanzees. This corresponds to a therapeutic dose in humans.

As summarized in Table 1 and shown in Figs. 2 and 3, no development of HBsAg, anti-HBs, anti-HBc, abnormal transaminases, or histologic abnormalities was detectable in biweekly liver biopsies, except for passively transferred anti-HBs and anti-HBc, detected 1–2 weeks after inoculation. There was thus no evidence of development of HBV, or of non-A, non-B infection resulting from inoculation of the material.

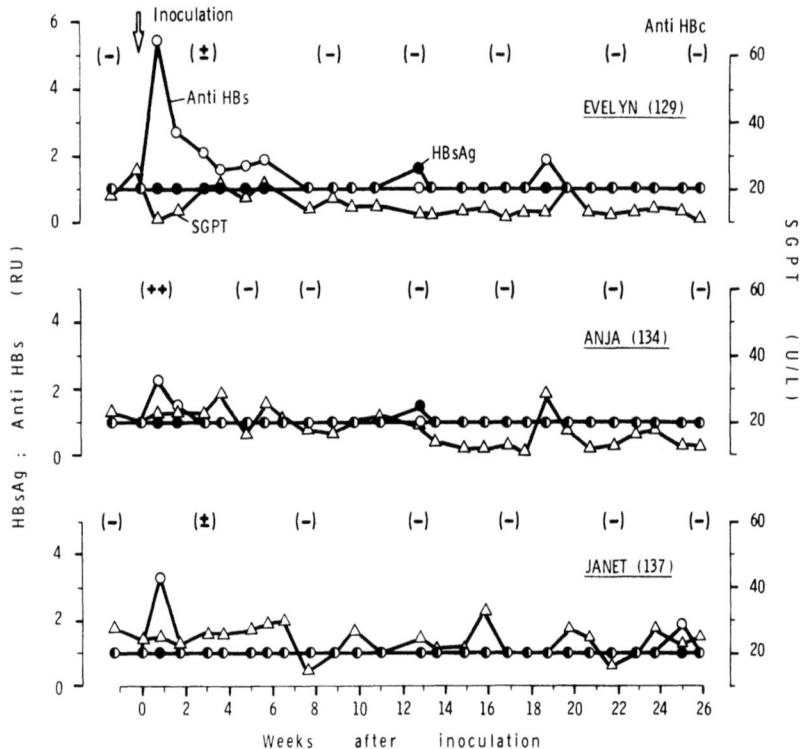

Fig. 2. Results of follow-up of chimpanzees Nos. 129, 134, 137, inoculated with Biseko derived from a pool of plasma from 19 000 paid blood donors. *Open circles*, anti-HBs; *closed circles* HBsAg (< 2.1 RU is negative); *triangles,* SGPT (ALT)

Phase II: Evaluation of βPL/UV Procedure on Known HBV-Infective Plasma

To evaluate the βPL/UV procedure more definitively, a pool of anti-HBs and HBsAg-negative plasma was intentionally contaminated with HBV to yield a pool containing a 1:1000 dilution of highly infectious [HBeAg(+), DNA polymerase(+), Dane particle-rich] plasma. This was divided into two pools, one of which was treated with βPL/UV and processed to make a factor IX concentrate test preparation, and then adsorbed with Aerosil to remove additional HBsAg and to yield a stabilized human-serum test product corresponding to Biseko (Fig. 1). The control pool which was not treated with βPL/UV was also processed to yield a factor IX-concentrate test preparation.

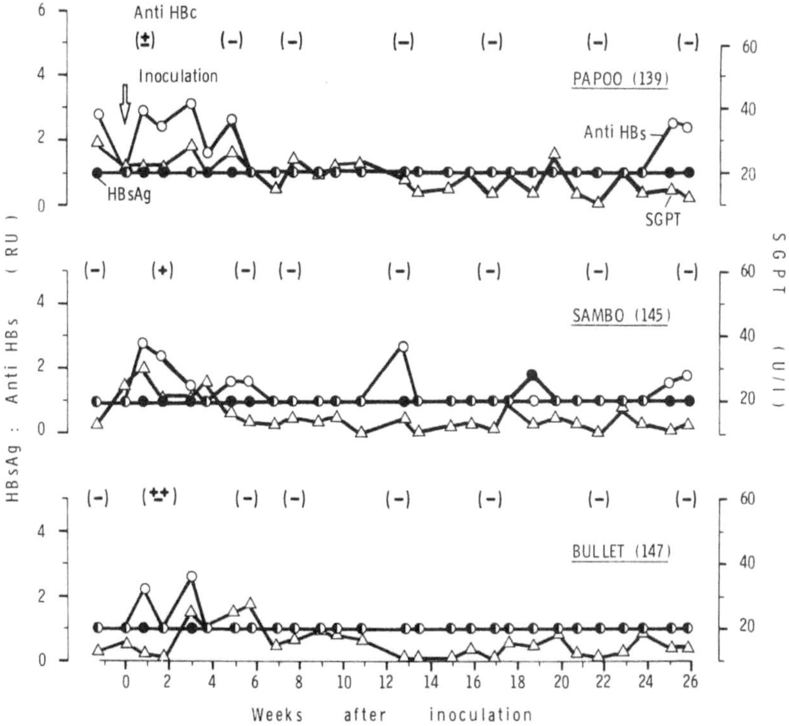

Fig. 3. Results of follow-up of chimpanzees Nos. 139, 145, and 147 inoculated with Biseko (see legend for Fig. 2)

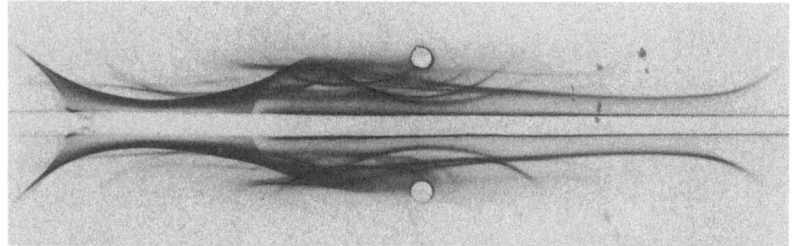

Fig. 4. Immunoelectrophoresis with normal human plasma *(above)* and βPL/UV-treated plasma (P-4) *(below)* tested against rabbit antiserum to normal human plasma proteins

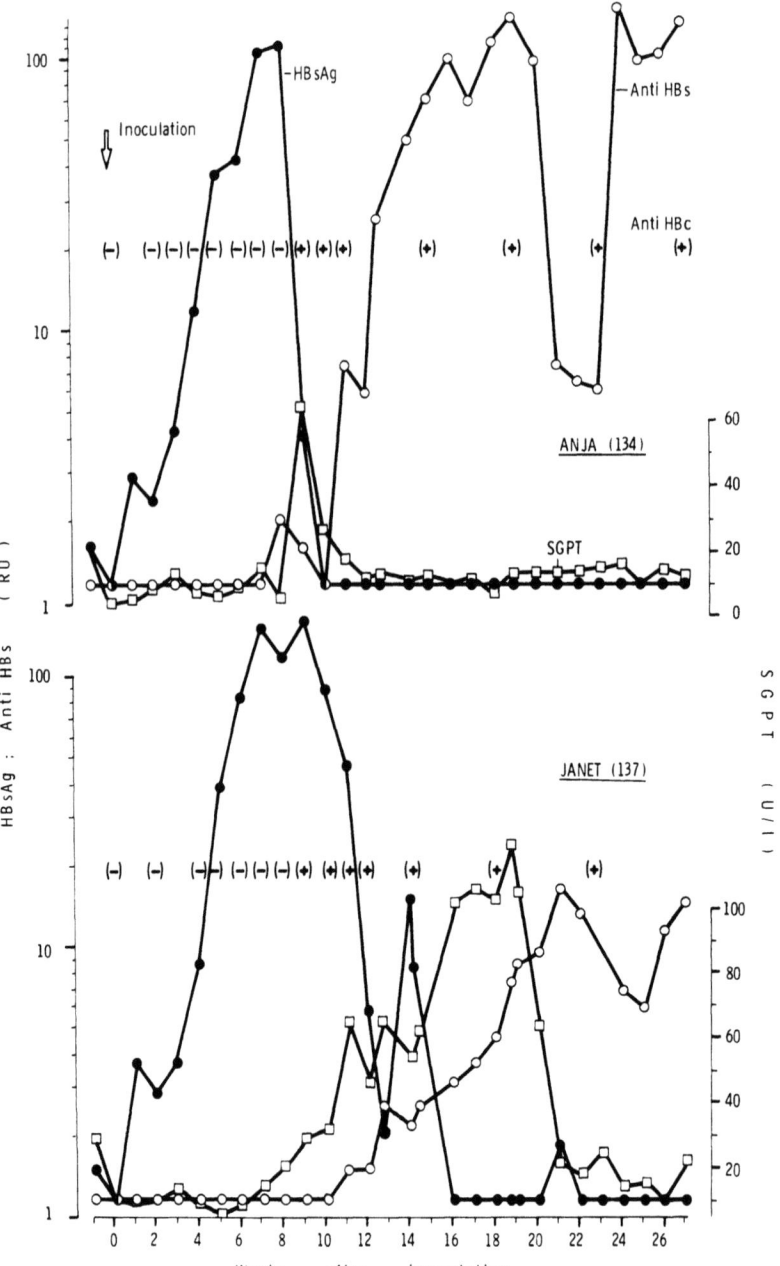

Fig. 5. Results of follow-up of chimpanzees Nos. 134 and 137 after inoculation with untreated HBV-infective plasma (P-2) (see Fig. 1)

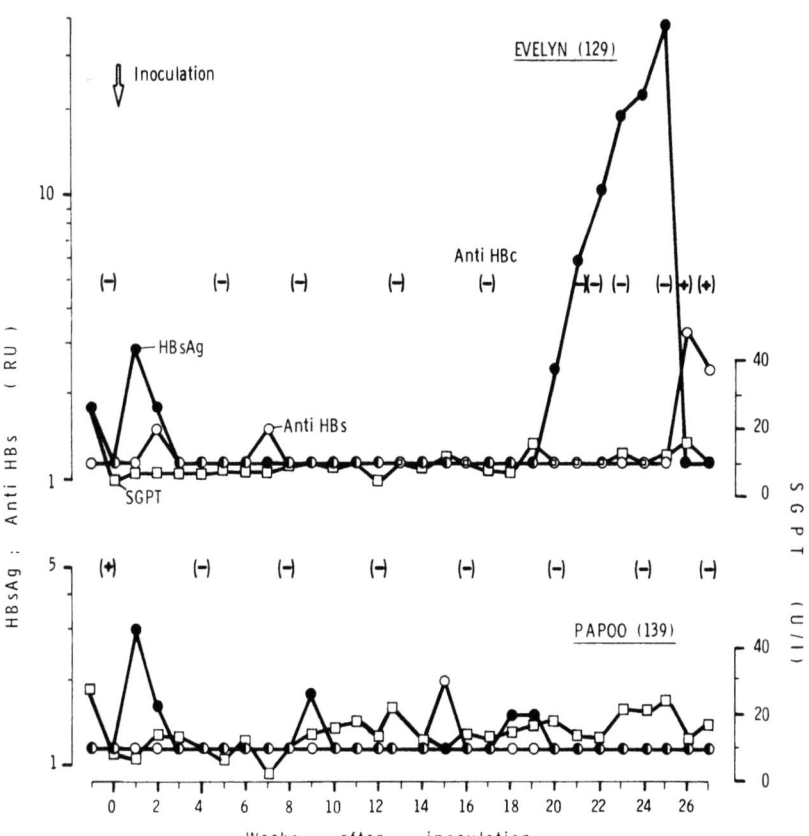

Fig. 6. Results of follow-up of chimpanzees Nos. 129 and 139 after inoculation with βPL/UV-treated plasma (P-4)

Preparations P-2, P-4, and P-7 (Fig. 1) were each inoculated into two chimpanzees. As shown in Figs. 5–7 and summarized in Table 2, the two animals inoculated with the original HBV-infective plasma, diluted 1:1000 (P-2), developed HBsAg after incubation periods of about 4 weeks. Both animals maintained detectable, passively transferred HBsAg until 3 weeks after inoculation and showed a significant increase in HBsAg content in the 4th week. After treatment with βPL/UV this infective material had essentially the same HBsAg content. However, it infected only one of the two animals, with an incubation period (20 weeks) characteristic of terminal dilutions containing single infectious doses. No HBV infectivity was detected in the final stabilized serum test product (P-7) from which about 95% of HBsAg had been removed by Aerosil adsorption.

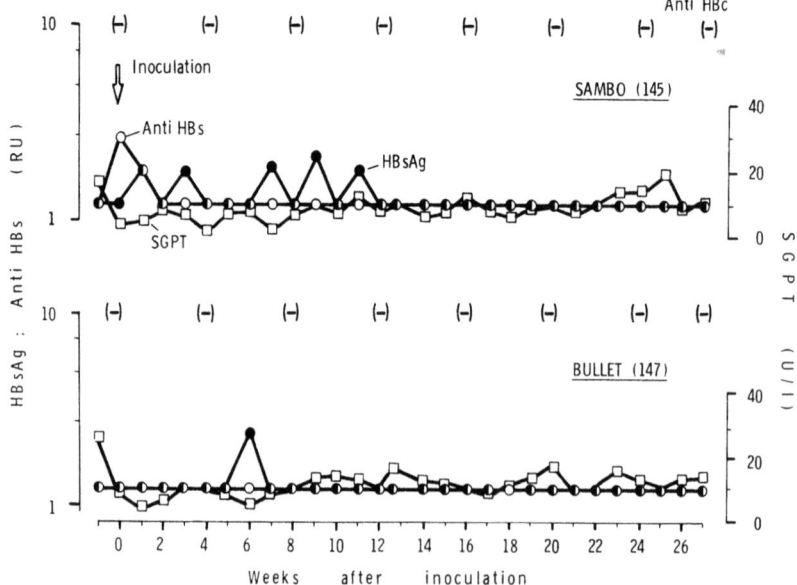

Fig. 7. Results of follow-up of chimpanzees Nos. 145 and 147 after inoculation of βPL/UV-treated, Aerosil-adsorbed, Bisekolike test product (P-6)

Stability of Proteins to βPL/UV Procedure. As may be seen from the results of immunoelectrophoresis (Fig. 4), βPL/UV treatment produced no significant alteration in the major serum proteins detectable by this technique.

Data from Which Precision of Quantitative Estimates of HBV Titer May Be Derived

To make a quantitative analysis of the above data one needs to know the relationship between virus dose and incubation period to appearance of HBsAg. An inverse linear relationship between $\log_{10}$ dose and incubation period has already been reported [35, 41]. However, it is necessary to know the inherent variability of incubation-period data and the possible confounding effects of such variables as age, sex, and weight of chimpanzees on incubation period.

Table 3 summarizes the data from 13 chimpanzees inoculated at Vilab II in Liberia, with $\cong 10^{3.5}$ chimp infectious doses (CID_{50}) of the standard HBV/adw and HBV/ayw challenge viruses [35]. From these data the variability in incubation period can readily be calculated. Furthermore, analysis of the effect of possible confounding variables revealed that there was no significant effect of sex

Table 3. Variability of incubation period data

Inoculum			Chimpanzee			Results
Subtype	Challenge dose [$\log_{10} CID_{50}$]	No.	Age [years]	Sex	Weight [kg]	Incub. period to HBsAg (weeks)
HBV/adw	$\cong 10^{3.5}$	106	2.0	F	8.9	11
HBV/adw	$\cong 10^{3.5}$	109	2.0	F	8.9	11
HBV/adw	$\cong 10^{3.5}$	91	4.5	M	17.4	5
HBV/adw	$\cong 10^{3.5}$	92	2.5	M	8.0	10
HBV/adw	$\cong 10^{3.5}$	100	3.7	M	11.0	6
All HBV/adw						8.6 ± 2.9
HBV/ayw	$\cong 10^{3.5}$	88	1.7	M	7.3	7
HBV/ayw	$\cong 10^{3.5}$	89	1.5	F	5.2	6
HBV/ayw	$\cong 10^{3.5}$	68	2.5	M	9.3	8
HBV/ayw	$\cong 10^{3.5}$	69	3.5	F	12.1	9
HBV/ayw	$\cong 10^{3.5}$	120	4.0	F	10.8	5
HBV/ayw	$\cong 10^{3.5}$	112	4.0	F	9.0	6
HBV/ayw	$\cong 10^{3.5}$	67	5.5	M	17.6	6
HBV/ayw	$\cong 10^{3.5}$	124	5.7	F	21.7	7
All HBV/ayw						6.7 ± 1.3

Statistical analysis by Student's *t*-test: Comparison of mean incubation periods by group
Males   7.0 ± 1.6
Females   7.9 ± 2.6 (N.S.)
< Mean weight   7.8 ± 2.3
> Mean weight   6.7 ± 1.7 (N.S.)
< Mean age   8.8 ± 2.1
> Mean age   6.3 ± 1.4 ($P = 0.025$)

or weight of chimpanzees on incubation period. There did, however, appear to be a significant effect of age ($P = 0.025$), indicating the desirability of using animals of approximately similar age for this type of study.

In Fig. 8 we have summarized the relationship between $\log_{10}$ HBV dose inoculated and geometric mean incubation period derived from 39 chimpanzees, including those inoculated by Barker et al. [35] and those listed in Table 3.

There is a clear linear relationship between log dose and geometric mean incubation period. The slope of the curve indicates that the incubation period is lengthened by 1.17 weeks for each tenfold reduction in HBV dose inoculated. The regression line fitting incubation period to appearance of HBsAg (y) vs. $\log_{10} CID_{50}$ (x) was as follows: y = 12.474 − 1.17 x. Linear calibration [44] was then used to predict x for a given number of chimpanzees used. As shown in Fig. 8, confidence intervals increase slightly for smaller or larger CID_{50} doses.

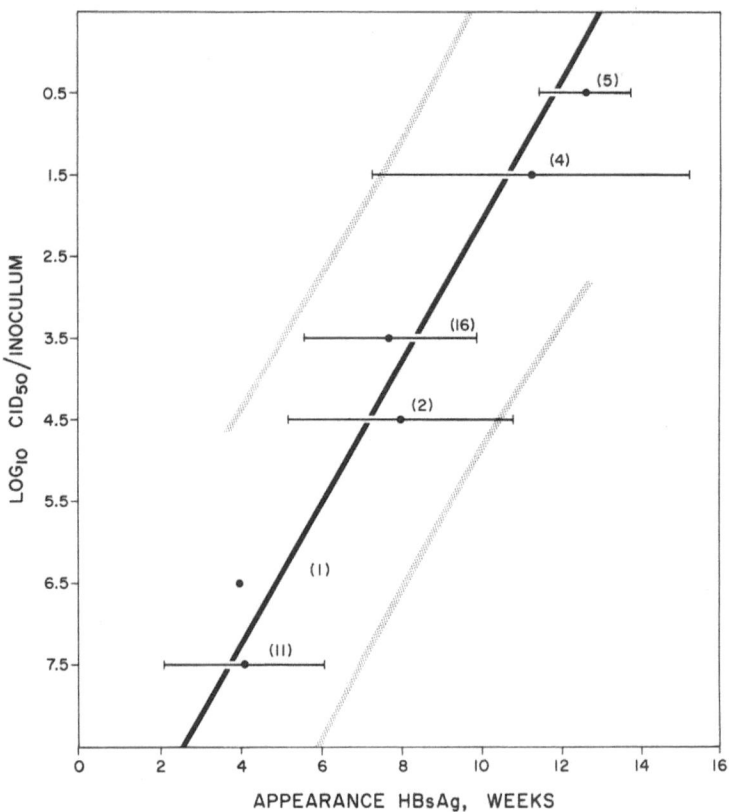

Fig. 8. Relationship between dose of HBV and incubation period to appearance of HBsAg based on results obtained with 39 chimpanzees. *Points* represent geometric means ± 1 S.D. *Stippled line* indicates the 95% confidence interval of the estimates when two animals are used

The precision of titer estimates based on incubation period, as a function of the number of animals used to derive this estimate is given in Table 4.

Discussion

The data presented in Tables 3 and 4 permit a quantitative interpretation of the available data on the efficacy of virucidal steps which can be applied to the development of safe labile blood derivatives. The important conclusions from these analyses are:

Table 4. Precision of estimates of HBV titer based on incubation periods to HBsAg in juvenile chimpanzees

No. of chimpanzees used for estimate	Approx. precision of titer estimate ($P=0.05$)
1	± 3.8 logs
2	± 2.8 logs
4	± 2.0 logs

1. HBV dose and incubation period have an inverse linear relation with a slope, indicating that a tenfold reduction of HBV dose results in a 1.17-week prolongation of the incubation period.
2. Sex and weight of chimps do not appear to affect this relationship, whereas age may be a determining variable.
3. The inherent variability in incubation periods gives the estimates a precision of about ± 2.0 $\log_{10}$ CID_{50} when four chimpanzees are used, and ± 2.8 $\log_{10}$ CID_{50} when two animals are used. If only a single animal provides data then the estimate is very imprecise: ± 3.8 $\log_{10}$ CID_{50}.
4. Incubation periods of more than 16 weeks are characteristic of single infectious doses ($P < 0.05$).

How then do we estimate the process efficacy of βPL/UV inactivation from the results obtained in the present study? We found that the untreated plasma pool produced HBsAg in both inoculated chimps with an incubation period of 4 weeks (Table 2). Inspection of Fig. 7 leads to the estimate that the pool contains $10^{6.9}$ CID_{50}/inoculum, or since 10 ml was inoculated, $10^{5.9}$ CID_{50}/ml. Two animals provided the estimate, thus the 95% confidence interval is about ± 2.8 $\log_{10}$ CID_{50}. After βPL/UV treatment the plasma pool infected only one chimpanzee – with an incubation period of 20 weeks, i.e., an incubation period characteristic of a single infectious dose. Thus, based on both incubation period and the fact that only one of two chimpanzees was infected, we are led to the conclusion that the treated material contained about 1 CID_{50} (10^0 $\log_{10}$ CID_{50}) per inoculum or 0.1 CID_{50} (10^{-1} $\log_{10}$ CID_{50}) per ml. From this we can infer that βPL/UV inactivated about $10^{6.9}$ CID_{50}/ml, i.e., reduced the virus titer by a factor of about 10 million. This estimate has a 95% confidence interval of ± 2.84 $\log_{10}$, and was arrived at as follows: the 95% confidence interval of the P-2 determination was based on 2 animals ∴ = ± 2.8 $\log_{10}$; for P-4 we consider the confidence interval to be conservatively less than ± 0.5 $\log_{10}$ CID_{50}, since the 95% confidence interval for a dose of 0.5 $\log_{50}$ does not include 20 weeks, the incubation period in the one animal infected with this material. Thus, the 95% confidence interval of the difference is $(2.8)^2 + (0.5)^2 = 2.84$.

The final Biseko product revealed no detectable infectivity. This material had been adsorbed with Aerosil, which removed 95% of the HBsAg. Since the outer membrane of the virion (the Dane particle) has a similar chemical composition to that of HBsAg particles, it is reasonable to assume that Aerosil adsorbs virions with a similar efficacy. If this is so, the overall process efficacy of βPL/UV plus Aerosil may be estimated to be about $10^{8.2}$-fold reduction in virus titer, i.e., about 100 millionfold.

A process efficacy of this magnitude should be quite sufficient to ensure a product free of HBV infectivity when large pools of HBsAg-screened plasma are used as starting material. The sterility of Biseko produced from starting pools obtained from about 19000 paid donors, documented by inoculation of six chimpanzees in phase 1 of this study (Table 1), provides further support for this conclusion.

Acknowledgements

Dr. M.C. van den Ende provided expert medical care and supervision for the chimpanzees participating in this trial. Expert technical assistance was provided by Messrs. Adolphus Sienla and A. Roberts and their associates at Vilab II, and by Ms. Bessie Clinkscale and Ms. Annie Mae Moffatt at the New York Blood Center. Expert technical work was done by Dr. H. Klein and his associates at the Biotest department of protein fractionation development. We thank Dr. Sylvan Wallenstein of the Columbia University School of Public Health for statistical consultation.

This study was supported in part by a grant from the National Heart, Lung, and Blood Institute of the N.I.H. (HE-09011), and by Institutional Research Funds from the New York Blood Center and the Biotest-Serum-Institut GmbH.

References

1. Boklan BF (1971) Factor XI concentrate and viral hepatitis. Ann Intern Med 74: 298
2. Faria R, Fiumara NJ (1972) Hepatitis B associated with Konyne. N Engl J Med 287: 358–359
3. Hellerstein LJ, Deykin D (1971) Hepatitis after Konyne administration. N Engl J Med 284: 1039–1040
4. Iwarson S, Kjellman H, Teger-Nilsson AC (1976) Incidence of viral hepatitis after administration of factor IX concentrates. Vox Sang 31: 136–140
5. Oken MM, Hootkin L, DeJager RL (1972) Hepatitis after Konyne administration. Am J Dig Dis 17: 271–274
6. Sandler SG, Rath CE, Wickerhauser M, Dodd RJ, Greenwalt TJ (1973) Post Konyne hepatitis. The ineffectiveness of screening for the hepatitis B antigen (HB Ag). Transfusion 13: 221–223

7. Ohlmeier H, Dahmen E, Hoppe I (1978) Hepatitisrisiko von humanen Gerinnungspräparaten aus gepoolten Plasmen. Ergebnisse einer Prospektivstudie. Dtsch Med Wochenschr 103: 1700–1703
8. Prince AM, Grady GF, Hazzi C, Brotman B, Kuhns WJ, Levine RW, Millian SJ (1974) Long-incubation post-transfusion hepatitis without serological evidence of exposure to hepatitis B virus. Lancet I: 241–246
9. Alter HJ, Holland PV, Morrow AG, Purcell RH, Feinstone SM, Moritsugu Y (1975) Clinical and serological analysis of transfusion-associated hepatitis. Lancet II: 838–842
10. Wyke RJ, Tsiquaye KN, Thornton A et al. (1979) Transmission of non-A, non-B hepatitis to chimpanzees by Factor IX concentrates after fatal complications in patients with chronic liver disease. Lancet I: 520–524
11. Sugg U, Schnaidt M, Schneider W, Lissner R (1979) Clotting factors and non-A, non-B hepatitis. N Engl J Med 303: 943
12. Stephan W (1971) Hepatitis-free and stable human serum for intravenous therapy. Vox Sang 20: 442–457
13. Hartman FW, LoGrippo GA (1957) Combined beta-propiolactone and ultraviolet irradiation for plasma sterilization. In: Hepatitis. Frontiers, Henry Ford Hospital, Internation. Symposium. Little & Brown, Boston, pp 407–416
14. LoGrippo GA, Hartman FW (1958) Chemical and combined methods for plasma sterilization. Bibl Haematol 7: 225–230
15. LoGrippo GA, Hayashi H (1973) Efficacy of betaprone with ultraviolet irradiation on hepatitis B antigen in human plasma pools. Henry Ford Hosp Med J 21: 181–186
16. Murray R, Oliphant JW, Tripp JT, Hompil B, Ratner F, Diefenbach WCL, Geller G (1955) Effect of ultraviolet radiation on the infectivity of icterogenic plasma. J A M A 157: 8–14
17. Barker LF, Murray R (1971) Acquisition of hepatitis associated antigen. Clinical features in young adults. J A M A 216: 1970–1976
18. Colburn NH, Boutwell RK (1966) The binding of β-propiolactone to mouse skin DNA in vivo; its correlation with tumor initiating activity. Cancer Res 26: 1701–1706
19. Stephan W, May G (1968) Adsorption von Coli-Phagen. II. Behandlung von Seren mit Adsorbentien. Z Klin Chem Klin Biochem 6: 191–192
20. Pruggmayer D, Stephan W (1976) Gas chromatographic trace analysis of β-propiolactone in sterilized serum proteins. Vox Sang 31: 191–198
21. Kornhuber B (1974) Studie zur Hepatitissicherheit von Biseko. Biotest Mitt 35: 44–45
22. Kotitschke R, Stephan W (1976) Kombinierte Behandlung von Gerinnungsfaktoren in Humanplasma mit β-Propiolacton und UV. In: Struktur und Funktion des Fibrinogens. Schattauer, Stuttgart, pp 222–228
23. Stephan W, Kotitschke R (1977) Prothrombinkomplex-Konzentrat aus kaltsterilisiertem Plasma. Forschungsergeb Transfusionsmed Immunhaematol 4: 72–75
24. Kotitschke R, Stephan W (1978) In vivo recovery Studien von Prothrombinkomplex-Konzentraten an Ratten. In: Immunologische Probleme der Blutgerinnung. Schattauer, Stuttgart, pp 317–324
25. Heinrich D, Berthold H (1979) Application of cold sterilized prothrombin complex concentrates in man: clinical and serological studies. XIII International Congress of the World Federation of Hemophilia, Tel Aviv, July 8–13, 1979
26. Sonneborn HH, Stephan W (1980) Untersuchungen zur Verträglichkeit von β-Propiolacton-behandeltem und UV-bestrahltem Rattenserum. Infusionstherapie 7: 145–147
27. Stephan W, Prince AM, Berthold H (1980) Inaktivierung von Hepatitis B-Viren in Humanplasma und Serum durch β-Propiolacton (βPL)/UV-Behandlung. Forschungsergeb Transfusionsmed Immunhämatol 7: 557–570

28. Stephan W, Berthold H, Prince AM (to be published) Effect of combined treatment of serum containing hepatitis B virus with betapropiolactone and ultraviolet irradiation. Vox Sang
29. Stephan W, Prince AM (1980) Efficacy of combined treatment of Factor IX-complex (PPSB) with β-propiolactone (β-PL) and ultraviolet (UV) irradiation. Proteides Biol Fluids Proc Colloq 28: 229–232
30. Prince AM, Stephan W, Brotman B, van den Ende MC (1980) Evaluation of the effect of betapropiolactone/ultraviolet irradiation (β-PL/UV) treatment of source plasma on hepatitis transmission by Factor IX Complex in chimpanzees. Thromb Haemost 44: 138–142
31. Schimpf K, Westphal B (1980) In vitro und in vivo – Vergleich von hepatitissicheren und nicht hepatitissicheren PPSB- bzw. Faktor-IX-Konzentraten Blut 40: 43
32. Lissner RW, Pincus YH, Mortelmans K, Tanaka W (1980) On the mutagenicity of β-propiolactone treated therapeutic blood products. Joint Meeting of 8th Congress of Int. Soc. Hematol. and 16th Congress of Int. Soc. Blood Transfusion. Montreal, August 16–22, 1980
33. Stephan W, Kotitschke R, Prince AM, Brotman B (to be published) Long term tolerance and recovery of β-Propiolactone/Ultraviolet (βPL/UV) treated PPSB in chimpanzees. Thromb Haemost
34. Kotitschke R, Stephan W, Prince AM (1981) Thrombogenitätstestergebnisse von kaltsterilisiertem PPSB an Schimpansen. Blut 42: 125
35. Barker LF, Maynard JE, Purcell RH et al. (1975) Hepatitis B virus infection in chimpanzees: titration of subtypes. J Infect Dis 132: 451–458
36. Alter JH, Purcell RH, Holland PV, Popper H (1978) Evidence for a transmissible agent in 'non-A, non-B' hepatitis. Lancet I: 459–463
37. Hollinger FB, Gitnick GL, Aach RD et al. (1978) Non-A, non-B hepatitis transmission in chimpanzees: a project of the transfusion-transmitted viruses study group. Intervirology 10: 60–68
38. Prince AM, Brotman B, van den Ende MC, Richardson L, Kellner A (1976) Non-A, non-B hepatitis: Identification of a virus specific antigen and antibody. A preliminary report. In: Vyas GN, Cohen SN, Schmid R, (eds) Viral Hepatitis. Franklin Institute, Philadelphia, pp 633–642
39. Tabor E, Gerety RJ, Drucker JA et al. (1978) Evidence for a transmissible agent in human non-A, non-B hepatitis. Experimental transmission to chimpanzees by human sera. Lancet II: 463–465
40. Prince AM, Brotman B, Richardson L (1978) Detection of "non-specific" cross reacting anti-HBs activity by the Ausab RIA. In: Vyas GN, Cohen SN, Schmid R (eds) Viral Hepatitis. Franklin Institute, Philadelphia
41. Shikata T, Karasawa T, Abe K et al. (1977) Hepatitis B antigen and infectivity of hepatitis B virus. J Infect Dis 136: 571–576
42. Stephan W, Róka L (1968) Adsorption von Lipoproteinen. Z Klin Chem Klin Biochem 6: 186–190
43. Prince AM, Vnek J, Brotman B, Hashimoto N, van den Ende MC (1976) Comparative evaluations of hepatitis B vaccine in chimpanzees and man. In: Vyas GN, Cohen SN, Schmid R (eds) Viral Hepatitis. Franklin Institute, Philadelphia, pp 507–523
44. Snedecor GW, Cochran WG (1980) Statistical methods. 7th edn. Iowa State Univ., Ames, Iowa, p 169

Einfluß der Serumkonserve auf die rheologischen Eigenschaften des Blutes unter extremen Bedingungen

R. A. Zink

Bei langdauernden Aufenthalten in großen Höhen kommt es neben einer Reihe weiterer Veränderungen zu der vielfach beschriebenen, unter Umständen erheblichen Zunahme des Hämatokritwerts bzw. der Hämoglobinkonzentration. Lange wurde dies für die ausschließliche Folge einer durch die Hypoxie gesteigerten Erythropoese gehalten. Fälschlicherweise wurde daraus von vielen Autoren der Schluß gezogen, eine möglichst hohe Zahl roter Blutkörperchen sei Zeichen einer optimalen Höhenanpassung. Aufgrund theoretischer Überlegungen, experimenteller und klinischer Untersuchungen sowie mehrerer breit angelegter, physiologischer Feldstudien im Rahmen von Hochgebirgsexpeditionen gilt es heute als sicher, daß es sich bei den beobachteten hohen Hämatokritwerten vorwiegend um Dehydratationseffekte handelt. Durch die Hämokonzentration wird die Verformbarkeit der Erythrozyten erheblich behindert, was zu einer Verschlechterung der rheologischen Eigenschaften des Bluts und seiner Gastransportkapazitäten führt [1–5].

Auch nach langdauerndem Höhenaufenthalt liegt der Hämatokritwert zwischen 0,50 und 0,55, keinesfalls jedoch über 0,60, sofern für eine ausreichende Flüssigkeitszufuhr gesorgt ist. Ausreichend heißt unter diesen Umständen, je nach Höhe und Art der körperlichen Belastung, tägliche Trinkmengen bis zu 8 l, um die enormen Wasserverluste, die im Respirationstrakt auftreten, zu kompensieren. Ein Expeditionsbergsteiger benötigt unter den gegebenen klimatischen Bedingungen zur Wasserdampfsättigung von 1 m^3 geatmeter Luft über 40 ml Wasser. Im Vergleich hierzu treten die Verluste über den Urin und die Schweißproduktion in ihrer Bedeutung weit zurück. Durch Markierung mit radioaktiven Substanzen war es möglich, im Feldversuch erstmals die dabei auftretenden Verschiebungen innerhalb der Wasserräume zu messen [6].

Das Gesamtkörperwasser nahm trotz reichlicher, oraler Flüssigkeitssubstitution während einer knapp 5wöchigen Höhenexposition zwischen 5 500 m und ca. 8 500 m um etwa 20% ab (Abb. 1).

Aus dem Verhalten von Gesamtkörperwasser und Körpergewicht läßt sich folgern, daß es sich bei der kontinuierlichen Gewichtsreduktion um ca. 10% während des gesamten Zeitraums in erster Linie um Wasserverluste und weniger um eine Verringerung der soliden Körpermasse handelt.

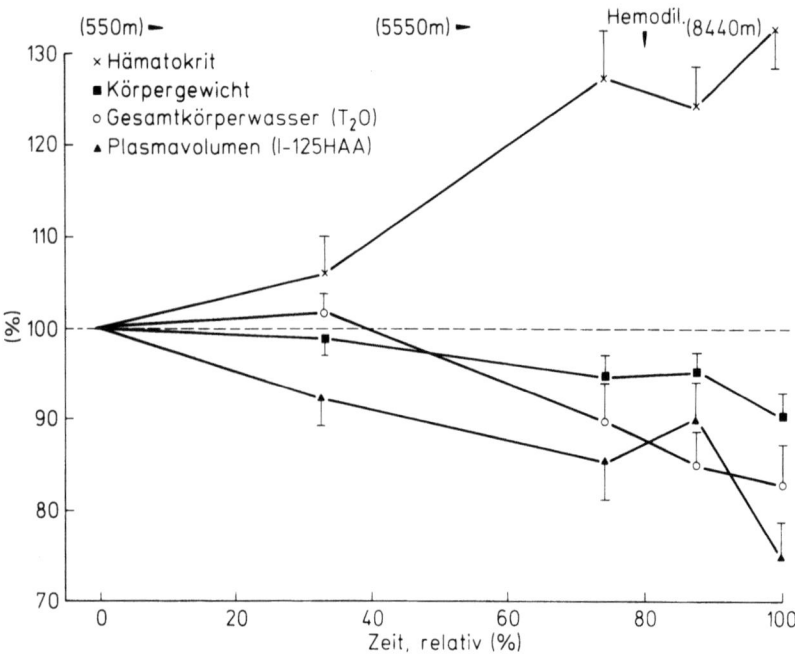

Abb. 1. Relative Veränderungen des Hämatokritwerts, des Körpergewichts, des Plasmavolumens sowie des Gesamtkörperwassers während der Kangchen-Junga Expedition 1975. *Hemodil.* = Zeitpunkt der Hämodilution mit stabilisiertem Humanserum; Zahlen in Klammern geben den Höhenbereich (m) in etwa an

Zusätzlich wird der Wasserumsatz infolge der chronisch katabolen Stoffwechsellage mit weitgehendem Abbau der Proteinreserven erhöht, da dies zu einer Abnahme der totalen kolloidosmotischen Aktivität, d. h. einer Verringerung der Wasserbindekapazität führt. – Sämtliche [7] Plasmaelektrolyte lagen während des gesamten Beobachtungszeitraums im Normbereich. Während der Höhenexposition stieg der Hämatokritwert um ca. 30% des Ausgangswerts an, wobei sich das Plasmavolumen, – mit ^{125}Jod-Humanalbumin gemessen – um etwa 25% reduzierte. Eine weitere Plasmahypovolämie läßt sich unter derartigen Bedingungen offensichtlich nur auf Kosten einer permanenten Reduktion des Gesamtkörperwassers verhindern.

Der oralen Flüssigkeitszufuhr sind insbesondere in den Hochlagen enge Grenzen gesetzt. Fälle von extremer Hämokonzentration mit Hämatokritwerten bis 0,80 sind daher bei Expeditionsbergsteigern nicht selten anzutreffen. Limitierte Brennstoffmengen zum Schneeschmelzen in den Hochlagern, mangelnde Erfahrung und Einsicht in die Notwendigkeit massierter Flüssigkeitsaufnahme bei den Bergsteigern und nicht zuletzt der Umstand, daß bei erschöpfender kör-

perlicher und psychischer Belastung, ähnlich wie bei alten Menschen, das Durstgefühl in erstaunlichem Maße verdrängt werden kann. Der Wunsch zu schlafen ist häufig stärker als der Wunsch zu trinken. Die Situation des Höhenbergsteigers ist also durch Dehydratation bzw. Hämokonzentration und Plasmahypovolämie vorrangig geprägt. Aus diesen Veränderungen resultiert ein weites Spektrum pathophysiologischer Mechanismen, die für den Bergsteiger in großer Höhe eine Vielzahl zusätzlicher Risiken darstellen:
Die Viskosität und Koagulabilität des Bluts steigt an, der Afterload nimmt zu und die Sauerstofftransportkapazität des Bluts verringert sich. Bei insgesamt verschlechterter Gewebsperfusion bedeutet das nicht nur eine schlechtere Sauerstoff-, sondern insbesondere auch eine schlechtere Wärmeversorgung der Peripherie.

Blut mit einem Hämatokritwert von 0,80, bei unbehandelten Expeditionsbergsteigern durchaus nicht selten anzutreffen, weist eine mehr als 3fach höhere, scheinbare Viskosität in High-flow-Gebieten auf, wie z. B. den Arteriolen, und eine über das 7fach gesteigerte in Low-flow-Arealen, wie z. B. den Venolen (Abb. 2). Von größtem Interesse ist dabei die Tatsache, daß die gleiche Sauerstofftransportkapazität nach Hämodilution selbst noch bei einem Hämatokrit von nur 0,20 verbleibt. Allerdings liegt hierbei die scheinbare Viskosität ca. 20–50% unter denjenigen Werten, welche bei normalen Hämatokritwerten ermittelt wurden [8] (Abb. 3).

Durch die Steigerung der Blutviskosität kommt es zu einem exponentiellen Anstieg des Afterloads, für das Herz gleichbedeutend mit einer um das Vielfache gesteigerten Pumparbeit. Obwohl hierdurch weit mehr Sauerstoff verbraucht wird, beträgt, wie bereits ausgeführt, die Sauerstofftransportkapazität bei einem Hämatokrit von 0,80 wegen der viel zu dicht gepackten Erythrozyten nur mehr etwa die Hälfte des Normalwerts. Als obersten noch tolerablen Grenzwert für den Hämatokrit in großen Höhen betrachten wir aus Gründen der Mikrozirkulation 0,60. Die scheinbare Viskosität hierfür liegt bei schnellen Flußgeschwindigkeiten etwa um die Hälfte, bei geringen Flußgeschwindigkeiten fast um das 5fache über dem Normalwert, wobei sich nur noch eine Sauerstofftransportkapazität von 80% des Normalbereichs ergibt. Eine kausale Unterbrechung dieses Circulus vitiosus zu erreichen gelingt nur durch die Hämodilution, wie wir sie 1975 erstmals bei Expeditionsbergsteigern durchgeführt haben. Seither wurde das Verfahren auf mehreren Expeditionen bei über 30 Alpinisten unter Extrembedingungen erfolgreich eingesetzt [9].

Der Wahl des Dilutionsmediums war insbesondere bei der Kangchen-Junga-Expedition von 1975 größte Bedeutung zu schenken, da die hierbei zugrundeliegenden physiologischen und pathophysiologischen Überlegungen den bis dahin am weitesten verbreiteten Vorstellungen über die Höhenakklimatisationsvorgänge z. T. diametral gegenüberstanden. Es galt also, jegliche, auch noch so kleine methodisch bedingte Gefährdung der Probanden auszuschließen, da

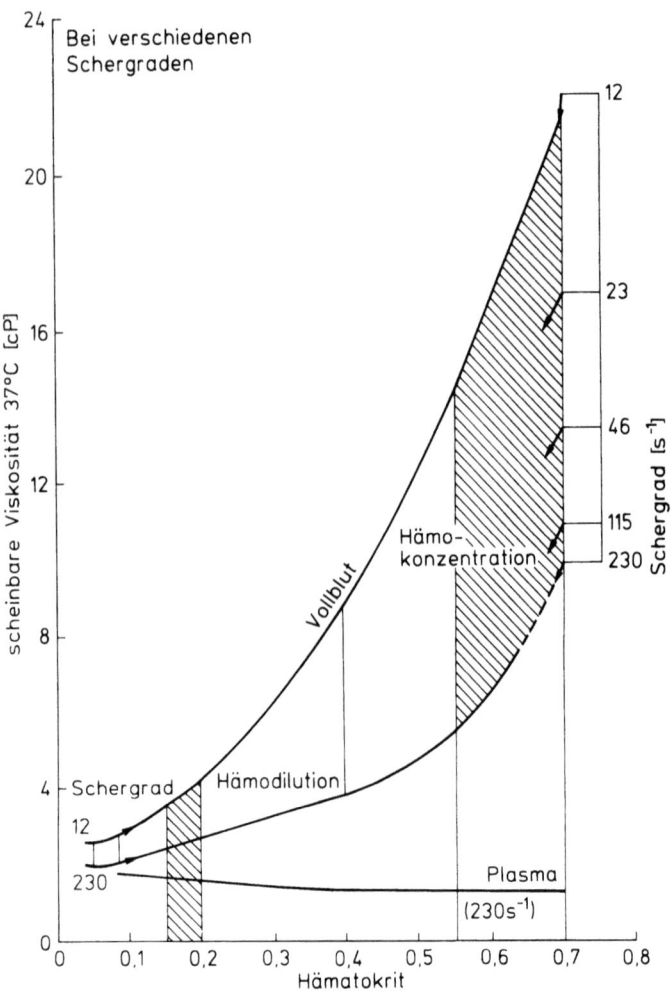

Abb. 2. Die scheinbare Viskosität von Vollblut in Abhängigkeit verschiedener Hämatokritwerte und Schergrade. Zum Vergleich die Plasmaviskosität. *Schraffiert* = Bereiche gleicher Sauerstofftransportkapazität. (Nach Messmer K et al. (1974) Progr Surg 13, 208–245)

unter den schwierigen äußeren Bedingungen, z. B. 28 Tage Fußmarsch zur nächsten Straßenverbindung bei fehlendem Funkkontakt, kleinste Fehler fatale Folgen hätten haben können.

Kristalloide Lösungen schieden wegen ihrer kurzen intravasalen Verweilzeit und der fehlenden kolloidosmotischen Aktivität von vorneherein aus.

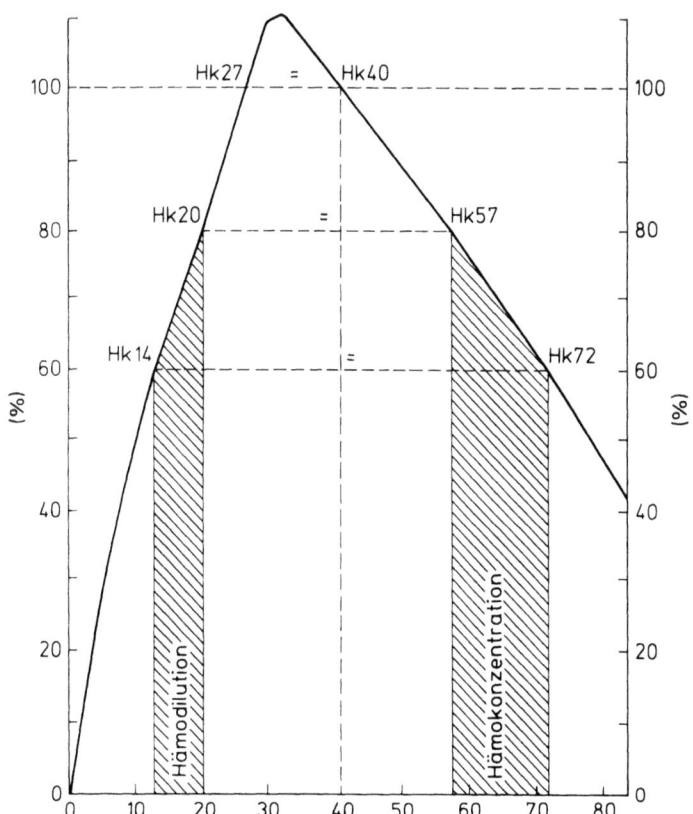

Abb. 3. Die relative Sauerstofftransportkapazität im Blut in Abhängigkeit verschiedener Hämatokritwerte. *Schraffiert* = s. Abb. 2; HK = Hämatokrit (%). (Nach Messmer K et al. (1974) Progr Surg 13, 208–245)

Von den in Frage kommenden synthetischen Plasmaexpandern erschienen Dextranlösungen von ihren rheologischen Eigenschaften her am günstigsten. Es war jedoch damals ebensowenig wie heute bekannt, ob die Dextrane unter der erschöpfenden körperlichen Belastung, bei chronisch kataboler Stoffwechsellage sowie bei konstanter Hypoxie überhaupt oder wenn, ob vollständig abgebaut werden können. Um die Situation zu charakterisieren: Die arteriellen PO_2-Werte liegen über 8000 m Höhe noch unter den normalen venösen Werten in Meereshöhe! Es ist zumindest vorstellbar, daß nicht oder nur teilweise metabolisierte Dextranmoleküle aus dem Intravasalvolumen durch z. B. permeabel gewordene Membranen in das Interstitium gelangen und dort evtl. zu iatrogen induzierten peripheren, pulmonalen oder zerebralen Ödemen führen, die dann den Bergsteiger akut bedrohen.

Bei den zur Auswahl stehenden Proteinlösungen galt es, zwischen Humanalbuminen und Serumkonserven auszuwählen. Wir entschieden uns letztlich gegen die Humanalbuminpräparate und für die Serumkonserve, da wir glauben, daß neben der Proteinsubstitution, gerade unter derartig extremen Bedingungen das Plasma durch die Hämodilution so wenig wie möglich in seiner Zusammensetzung verändert werden sollte. Bei Verwendung von Humanalbuminpräparaten zur Hämodilution kam es in einer anderen Gruppe, 1978 am Mount Everest, zur einzigen bis dato in diesem Zusammenhang mit der Hämodilution beschriebenen Komplikation in Form eines subklinischen Lungenödems.

Als willkommenen Nebeneffekt werteten wir ferner den hohen Gammaglobulinanteil, der jedem Bergsteiger mit der Gabe der Serumkonserve als unspezifische antiinfektiöse Prophylaxe zuteil wurde.

Nach einer ausreichend langen Akklimatisationszeit von ca. 3–4 Wochen, unmittelbar vor dem Gipfelaufstieg (8 438 bzw. 8 511 m) infundierten wir bei 14 Bergsteigern 275 ml/m^2 KOF oder 7,3 ml/kg KG Biseko (Infusionsgruppe). In 9 weiteren Fällen (Dilutionsgruppe) wurde zusätzlich eine isovolämische Menge Eigenblut entfernt und in ACD-Blutbeuteln aufbewahrt. Während der Behandlung wurde jeweils Puls, Blutdruck und Hämatokrit kontrolliert. 12 Bergsteiger blieben unbehandelt und dienten als Kontrollgruppe (Abb. 4).

Der Ausgangshämatokrit lag für alle 3 Gruppen unmittelbar vor dem Gipfelaufstieg, bzw. vor der Hämodilution im Mittel um 0,58. Nach alleiniger Infusion betrug der Hämatokrit 0,56, wogegen er nach isovolämischer Hämodilution signifikant auf 0,51 absank.

5–6 Tage später, nach der Rückkehr vom Gipfel wiesen die unbehandelten Bergsteiger einen Hämatokrit von 0,64, die infundierten wie vor der Behandlung einen Hämatokrit von 0,58 und die isovolämisch hämodilutierten einen solchen von nur 0,53 auf. Dieser Wert liegt immer noch signifikant unter demjenigen vor der Therapie. Einer der Teilnehmer kehrte mit seinem normalen Tieflandhämatokrit von 0,47 von der Besteigung des 8 511 m hohen Gipfels zurück, bei der er sogar auf die Verwendung von Zusatzsauerstoff verzichten konnte. Die isovolämische Hämodilution mit Humanserum senkt also den Hämatokritwert effektiver und nachhaltiger als die alleinige Infusion des Präparats. Zusätzlich wird hierbei ein weiteres Ansteigen des Hämatokritwerts, wie es bei der Kontrollgruppe beobachtet wurde, verhindert.

Keiner der behandelten Bergsteiger klagte über irgendwelche Beschwerden im Zusammenhang mit der Behandlung. Übereinstimmend wurde von beiden behandelten Gruppen darüber berichtet, daß die wochenlang subjektiv als kalt empfundenen Füße erstmals wieder warm erschienen.

Wir vertreten die Ansicht, daß sich höhenbedingte Kälteschäden bei Expeditionsbergsteigern durch keine andere Maßnahme so sicher vermeiden, bzw. behandeln lassen, wie durch die Hämodilution.

Die periphere Durchblutung ist bei bestehender chronischer Dysoxie ohnehin

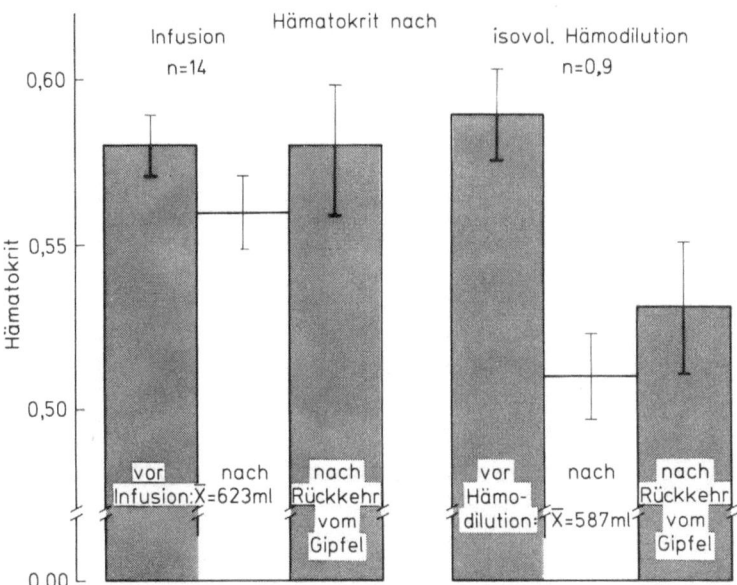

Abb. 4. Hämatokritwerte von Expeditionsbergsteigern vor und nach Therapie sowie nach Rückkehr vom Gipfel (8438 bzw. 8511 m). Infusion: intravenöse Gabe von 275 ml/m² KOF stabilisiertem Humanserum; Isovol. Hemodilution: gleiches Vorgehen mit Aderlaß von gleichem Volumen; Unbehandelte Kontrollen [n = 12; nicht dargestellt 0,58 vor und 0,64 (0,58–0,78)] nach Gipfelgang

auf ein Minimum reduziert. Hinzu kommt unter Umständen extreme Kälteeinwirkung, welche insbesondere die Akren [10], wie die Finger, Zehen, Ohren oder Nase in erheblichem Maße gefährdet. Neben der bekannten Kälteaktivierung der Blutplättchen und der größeren Bereitschaft hyperviskösen Bluts zur Stase, muß wegen des enormen peripheren Widerstands insbesondere die Kapillarperfusion extrem reduziert werden, um so den Gesamtwiderstand zu senken. Dies bedeutet nicht nur eine schlechtere Sauerstoffversorgung der Gewebe und eine verstärkte Anhäufung von Metaboliten als Wegbereiter für Kälteschäden, sondern darüber hinaus eine deutlich geringere Wärmemenge, die mit dem arteriellen Blut aus dem Körperkern in die Körperschale transportiert wird. Keiner der infundierten oder diluierten Bergsteiger erlitt Erfrierungen, obwohl diese beiden Gruppen zusammen ca. 1,3 Mannjahre in Höhen zwischen 5500 m und 8500 m mit Temperaturen bis zu $-36\,°C$ verbrachten. Bei den unbehandelten Alpinisten hingegen traten mehrere Erfrierungen 2., in einem Fall 3. Grades auf, die einer eingehenden Nachbehandlung bedurften.
Netzhautblutungen werden bei Expeditionsbergsteigern bis zu 60% beobachtet. Uns fielen sie bei 4 von 13 fundoskopierten Teilnehmern auf [11].

Wir halten eine Mikrozirkulationsstörung im Sinne eines hämokonzentrationsbedingten Hyperviskositätssyndroms auch hierbei für das pathophysiologische Substrat. Lokale Stase führt über die Bildung von Roulaux-Formationen und Mikrothromben an Kapillaraufzweigungen zu Blutdruckspitzen, welchen die z.T. hypoxiegeschädigten Membranen nicht standhalten. Schließlich zerplatzen die Kapillaren an diesen Stellen und es treten lokal begrenzte Hämorrhagien, evtl. mit perifokalen Ödemen auf. Ähnliche Befunde finden sich übrigens auch bei den gefährlichen Höhenhirn- und Lungenödemen im Sektionspräparat.

Die von uns beobachteten Bergsteiger mit Netzhautblutung wiesen sowohl zu Beginn der Höhenexposition als auch nach der isovolämischen Hämodilution am Tag 43 einen deutlich steileren Hämatokritanstieg auf als diejenigen ohne Blutungen. Am Ende der Expedition, nach der Hämodilution mit Humanserum, waren bei keinem der Betroffenen irgendwelche Residuen der Blutungen mehr zu erkennen. Subjektiv blieben die Netzhautblutungen, wie meist, inapperent.

Es verbleibt, auf eine weitere Gefahrenquelle für Expeditionsbergsteiger hinzuweisen: die thrombembolischen Komplikationen.

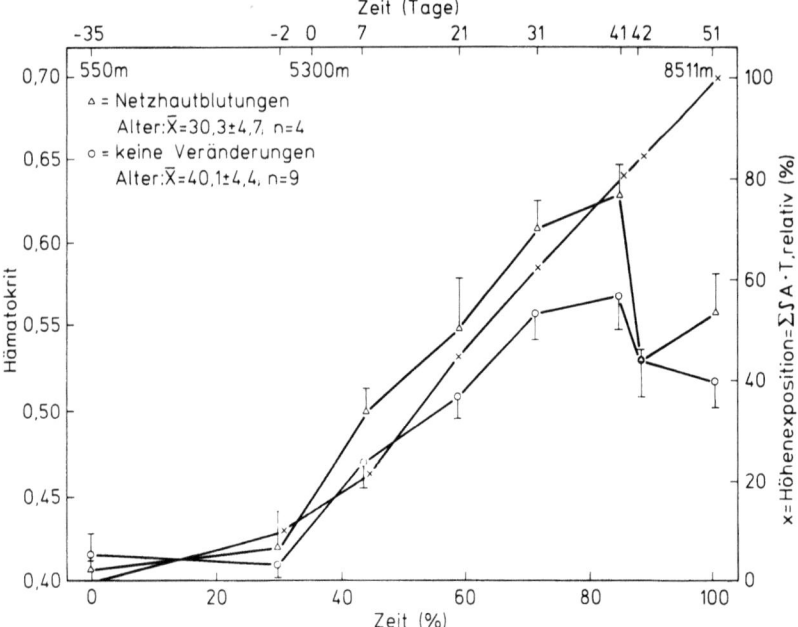

Abb.5. Zeitlicher Verlauf der Hämatokritwerte von Bergsteigern mit *(r)* und ohne *(o)* Netzhautblutungen. Die relative Höhenexposition *(x)* ist vergleichsweise angegeben

Zahlreiche Fälle von Hirn- oder Lungenembolien mit Todesfolge sind im Rahmen von Hochgebirgsexpeditionen aufgetreten und bei der Autopsie bestätigt worden. Auch diese thrombembolischen Ereignisse lassen sich ätiologisch unter den Begriff des Hyperviskositätssyndroms einordnen.

Aufgrund theoretischer Überlegungen, experimenteller und klinischer Untersuchungen sowie unserer Erfahrungen unter Extrembedingungen muß die Hämodilution mit Humanserum als die Methode der Wahl zur Behandlung und Prophylaxe höhenbedingter Mikrozirkulationsstörungen, welche eine Sonderform des Hyperviskositätssyndroms darstellen, eingereiht werden.

Darüberhinaus kommen jedoch derartigen Untersuchungen für die klinische Routinebehandlung von Mikrozirkulationsstörungen eine erhebliche Bedeutung zu, da sonst zumindest körperlich Gesunde nicht leicht zu motivieren sind, sich einem derartigen Provokationstest zu unterziehen.

Als besondere Risikogruppe sei abschließend die große Zahl auf dem Tibetischen Hochplateau lebender Tieflandchinesen genannt. Von ihnen leiden nach langjähriger Höhenexposition [12] viele an der sog. Höhenpolyglobulieerkrankung. Sie sterben an kardiopulmonalen Komplikationen, wenn sie nicht unverzüglich in tiefer gelegene Regionen umgesiedelt werden, was z.T. mit großen ökonomischen, sozialen und nicht zuletzt politischen Schwierigkeiten verbunden ist. Im Rahmen eines deutsch-chinesischen Kooperationsprogramms sollen diese Kranken der therapeutischen Hämodilutionsbehandlung zugeführt werden.

Literatur

1. Brendel V (1965) Höhenakklimatisation und Höhenkrankheit. Jahrb ÖAV 90: 187
2. Ward M (1975) Mountain medicine. A clinical study of cold and altitude. Crosby Staples Lockwood, London, p 68
3. Richardson TQ, Guyton AC (1976) Effect of polycythemia and anemia on cardiac output and other circulatory factors; Am J Pysiol 197: 1
4. Dormandy JA (1970) Clinical significance of blood viscosity. Ann R Coll Surg Engl 47: 211
5. Schmid-Schönbein H (1976) Micro-rheology of erythrocytes, blood-viscosity and the distribution of flow in the microcirculation. Int Rev Physiol 9: 1
6. Zink RA (1979) Haemodilution bei Höhenexposition. In: Ehringer H, Betz E, Bollinger D (Hrsg). Gefäßwand-Rezidivprophylaxe-Raynaud Syndrom. G. Witzstrock, Köln
7. Rupp C, Zink RA, Brendel W (to be published) Electrolyte changes in the blood and urine of high altitude climbers. In: Brendel W, Zink RA (eds). High altitude physiology and medicine Springer, Berlin Heidelberg New York
8. Messmer K, Sunder-Plasmann L, Klövekorn WP, Holper K (1972) Circulatory significance of hemodilution: rheologic changes and limitations.; Adv Microcirc 4: 1
9. Zink RA (1977) Haemodilution bei Hochgebirgsexpeditionen als Erfrierungsprophylaxe. Aerztl Prax 18: 873

10. Weingart HR (1980) Erkrankungen und Unfälle bei Hochgebirgsexpeditionen. Dissertation Universität, München
11. Rennie DR, Morrissey J (1975) Retinal changes in mountain climbers. Arch Ophthalmol 93: 395
12. Hu ST, Gu ZZ, Ning XH, Zhou CF, Lin HY (1980) The role of respiratory function in the pathogenesis of hypoxemia in chronic mountain sickness. Proc. Symp. Qinghai-Xizang (Tibet) Plateau, Beijing, S 180, Juni

Die Serumkonserve als supportive Therapie bei der zytostatischen Behandlung metastasierter Hodentumoren

J. H. Hartlapp, R. E. Schmidt und H. J. Illiger

Einleitung

Bei metastasierten Hodentumoren ist durch den kombinierten Einsatz von Operation und Chemotherapie definitive Heilung möglich. In der Literatur werden Heilungsraten zwischen 50 und 70% angegeben [1-5]. Die dabei eingesetzten Zytostatikakombinationen induzieren neben verschiedenartigen weiteren Nebenwirkungen eine erhebliche Granulozytopenie. Als Folge dieser passageren Myelosuppression kommt es gehäuft zu Septikämien. Mit einem letalen Ausgang ist in 2-5% der Fälle zu rechnen. Bei klinischer Manifestation des Infekts sind die auslösenden Keime zumeist unbekannt. Es müssen daher Breitbandantibiotika, im Einzelfall auch Granulozytentransfusionen eingesetzt werden. Der Wert zusätzlicher Immunglobulingaben ist noch unklar. Aus eigenen Untersuchungen bei kleinzelligen Bronchialkarzinomen wird jedoch deutlich, daß durch die Chemotherapie sowohl ein zellulärer als auch ein humoraler Immundefekt induziert wird [6]. Langzeitbeobachtungen nach vorausgegangener Chemotherapie bei Patienten mit metastasierten Hodentumoren ließen erkennen, daß es in 81% der Fälle zu einer signifikanten Abnahme der Immunglobuline der Klasse IgG, in 43% der Klasse IgA und 76% der Klasse IgM kommt. Voruntersuchungen zur Infektprophylaxe nach aggressiver Chemotherapie bei kleinzelligen Bronchialkarzinomen mit hochdosierten intravenös zu applizierenden Immunglobulinen ergaben eine deutlich geringere Anzahl von Infekten sowie günstigere Temperaturverläufe während der Myelosuppression [7]. In einer kooperativen multizentrischen Studie konnten pädiatrische Onkologen zeigen, daß durch die prophylaktische Gabe von polyvalenten Immunglobulinen bei der Therapie akuter lymphatischer Leukämien weniger Infekte in der Konsolidierungsphase auftreten [8]. Leider wurde damals aus ethischen Überlegungen auf eine Randomisation verzichtet. Duswald et al. konnten nach großen chirurgischen Eingriffen durch zusätzliche hochdosierte intravenöse Immunglobulingaben die Zahl der schweren Infektionen bei Eingriffen mit hohem Infektrisiko signifikant reduzieren [9]. Im Rahmen einer prospektiv randomisierten Studie entschlossen wir uns daher zur prophylaktischen Applikation von Immunglobulinen zur Reduktion auftretender Infekte nach Chemotherapie bei metastasierten Hodentumoren. Wir wählten die Serumkonserve Biseko, die aus dem gepoolten Plasma von mindestens 1000 Spendern besteht und damit eine ausreichende Antikörperbreite gegen Bakterien, Viren und Toxine gewährleistet und Immunglobuline der Klasse IgM in intravenös zu applizierender Form einschließt [10].

Methodik

Patienten mit metastasierten Hodentumoren erhalten am Tag 1 und 2 Velbe 6 mg/m^2 KOF pro Tag; Bleomycin 12 mg/m^2 KOF pro Tag als Dauerinfusion über 5 Tage; Ifosfamid 1,5 g/m^2 pro Tag als 8stündige Infusion gefolgt von Cisplatin 20 mg/m^2 pro Tag ebenfalls als 8stündige Infusion. Dieses Therapieschema wird 4mal in 28tägigen Intervallen durchgeführt. Nach jedem Therapiezyklus stellt sich regelmäßig eine Myelosuppression mit Granulozytopenien um 500 und darunter am 11. ± 2. Tag ein. Vor dem 1. Chemotherapiezyklus werden

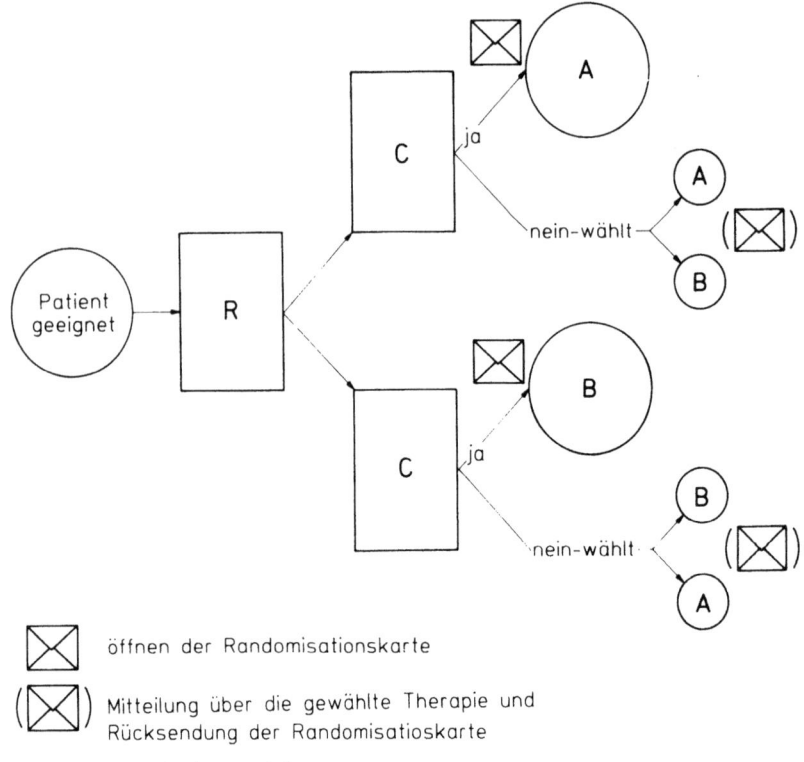

Abb. 1. Randomisationsmodell

die Patienten in eine 2armige Studie randomisiert, wobei ein Arm Immunglobuline erhält. Dafür wählten wir ein Randomisationsmodell, das keine Patientenselektion zuließ, jedoch die Zustimmung des Patienten in die Randomisation mit einbezog ([11] Abb. 1). Bisher qualifizierten sich 28 Patienten für diese Studie; 14 davon erhielten die Serumkonserve, die an den Tagen 2–5 appliziert wurde. Es wurden 2000 ml/Tag über 24 h verteilt appliziert. Die Gesamtmenge der verabreichten Immunglobuline pro Zyklus betrug 65,6 g IgG, 14,8 g IgA und 6,01 g IgM.

Bei täglichen klinischen Kontrollen wurde auf Nebenwirkungen und die Früherfassung möglicher Infektionen besonders geachtet. Ferner erfolgten tägliche Kontrollen des Blutbilds, der Elektrolyte, des Kreatinins und der Transaminasen. Das Gesamteiweiß sowie die Immunglobuline wurden vor Therapie sowie am 6. Tag, d.h. nach Therapie, gemessen.

Als problematisch erwies sich die Bestimmung der Hauptzielgröße, nämlich die Zahl und Schwere der auftretenden Infekte. Wir führten daher folgende Kombination von Kriterien zur Definition eines Infekts bei myelosupprimierten Tumorpatienten ein:

1. klinische Zeichen einer Infektion, Keimnachweis und Fieber oder
2. klinische Zeichen einer Infektion und Keimnachweis oder
3. klinische Zeichen einer Infektion und Fieber oder
4. Keimnachweis und Fieber.

Ergebnisse

Die Verteilung der Patienten auf beide Therapiegruppen entsprechend relevanten Stratifikationskriterien, wie Tumorstadium, Histologie sowie durch die zytostatische Therapie erzielten Remissionen war gleich. Die Verträglichkeit der hohen Immunglobulingaben war gut, insbesondere wurden Unverträglichkeitsreaktionen nicht beobachtet. Blutdrucksteigerungen wurden bei 3maligen Messungen pro Tag nicht erfaßt, eine Proteinurie konnte unter Benutzung von Teststäbchen nicht nachgewiesen werden. Subjektiv schien die Verträglichkeit der Chemotherapie in der mit Immunglobulinen behandelten Gruppe günstiger zu sein.

In beiden Therapiearmen kam es zu Infekten, 2mal in der Gruppe, die Immunglobuline erhielt und 7mal in der Gruppe, die keine Immunglobuline erhielt (Tabelle 1). Bei den Patienten mit Immunglobulinen konnten die Keime gesichert werden (Tabelle 2). Bei einem der 7 Patienten in der Gruppe ohne Immunglobuline stützt sich die Diagnose auf das Auftreten hoher Temperaturen sowie den Auskultationsbefund des Hausarztes, der eine antibiotische Therapie einleitete (Tabelle 3). Bei allen konnten die Infekte erfolgreich behandelt werden.

Tabelle 1. Häufigkeit von Infektionen nach Polychemotherapie mit und ohne Immunglobulingaben

	Infekt	Ohne Infekt
A	2	12
B	6 (+1)	7

Tabelle 2. Stadienzuordnung und Infektionen bei Patienten mit Immunglobulingaben

$T_x N_3 M_{1b}$	Abszeß Unterkiefer	Abstrich	Candida – Pneumokokken
$T_x N_4 M_{1d}$	Sepsis	Blutkultur	Streptococcus viridans

Tabelle 3. Stadienzuordnung und Infektionen bei Patienten ohne Immunglobulingaben

$T_x N_3 M_0$	Pneumonie		
$T_x N_4 M_{1d}$	Angina tonsillaris	Abstrich	Hämolysierende Streptokokken
$T_2 N_4 M_{1a}$	Pneumonie		
$T_3 N_4 M_{1d}$	Angina lacunaris		
$T_2 N_4 M_{1d}$	Sepsis	Blutkultur	Pseudomonas aenginosa Citrobacter freund.
$T_2 N_4 M_{1a}$	Pneumonie		
$T_1 N_0 M_{1d}$	Sepsis	Blutkultur	Anaerobe Corynebakterien Staphylococcus aureus

Diskussion

Unsere Ergebnisse lassen aufgrund der kleinen Fallzahl eine statistisch gesicherte Aussage nicht zu. Wir glauben jedoch, einen deutlichen Trend zu erkennen, daß Infekte nach Polychemotherapie bei metastasierten Hodentumoren durch die prophylaktische Gabe hochdosierter Immunglobuline in Form der Serumkonserve reduziert werden. Ein ähnliches Ergebnis zeichnet sich in einer parallelen Studie bei Patienten mit kleinzelligem Bronchialkarzinom ab, die Immunglobuline der Klasse IgG erhielten [6]. Eine generelle Empfehlung zur Applikation von Immunglobulinen zur Infektprophylaxe nach zytostatischer Therapie läßt sich zum jetzigen Zeitpunkt noch nicht ausreichend begründen, da die laufenden Studien kein signifikantes Ergebnis zeigen.

Literatur

1. Einhorn LH, Donohue JP (1979) Combination chemotherapy in disseminated testicular cancer: The indiana university experience. Semin Oncol 6: 87–93
2. Merrin C, Takita H, Weber R, Waysmann L, Baumgartner G, Murphy GP (1976) Combination radical surgery and multiple sequential chemotherapy for the treatment of advanced carcinomas of the testis (Stage III). Cancer 37: 20–29
3. Peckham MJ, McElwain TI, Hendry WF (1979) Combined management of malignant teratomas of the testis. Lancet II: 267–270
4. Schmidt CG (1980) Stellung der Chemotherapie in der Behandlung der teratoiden und embryonalen Hodentumoren. Urologe [B] 20: 119–128
5. Weißbach L, Jaeger N, Hartlapp JH (1980) Second-look-Operation in der Urologie unter besonderer Berücksichtigung der Hodentumoren. Münch Med Wochenschr 122: 659–663
6. Schmidt RE, Lüttkenhorst M, Stroehmann I, Hartlapp JH, Illiger HJ (1981) Immunglobuline zur Infektprophylaxe von zytostatisch behandelten Patienten. Springer, Berlin Heidelberg New York
7. Schmidt RE, Stroehmann I, Hartlapp JH, Illiger HJ (1980) Wert der prophylaktischen Gabe von Immunglobulinen bei aggressiver Chemotherapie. In: Deicher H, Stroehmann I (Hrsg) Immunglobulintherapie. Springer, Berlin Heidelberg New York, S 116–125
8. Kornhuber B (1980) Einsatz von Immunglobulinen zur unterstützenden Behandlung bei der zytostatischen Leukämietherapie. In: Deicher H, Stroehmann I (Hrsg) Immunglobulintherapie. Springer, Berlin Heidelberg New York, S 110–115
9. Duswald KH, Müller K, Seifert I, Ring J (1980) Wirksamkeit von i.v. Gammaglobulinen gegen bakterielle Infektionen chirurgischer Patienten. Ergebnis einer kontrollierten, randomisierten klinischen Studie. MMW 22: 832–836
10. Stephan W (1975) Undergrated human immunoglobulins for intravenous use. Vox Sang 28: 422–437
11. Hildenbrand G, Bauer MP, Hildenbrand K (1979) Berücksichtigung der Aufklärungspflicht bei Therapiestudien und ihre Auswirkung auf Randomisierungs- und Auswertungsverfahren. Onkologie 2: 221–225

Serumkonserve zur Prophylaxe von Komplikationen nach abdominal-chirurgisch urologischen Eingriffen

H.-W. Bauer und H.-E. Mellin

Einleitung

Unter besonderen Belastungen wie sie durch Anästhesie und Operation hervorgerufen werden, zeigt der bis dahin im Hinblick auf den Ernährungsstoffwechsel ausgeglichene Organismus eine Summe von Reaktionen, die als sog. Postaggressionssyndrom bekannt sind (Peter [7]). Man versteht darunter eine gesteigerte Fettsäureoxydation, vermehrte Ketogenese, reduzierte Insulinwirksamkeit, verminderte periphere Glukoseutilisation, eine verstärkte Glykolyse und eine gesteigerte Glukoneogenese.
Eine Energiegewinnung aus der Oxydation endogener Fettreserven reicht nicht aus, da bestimmte Zellfunktionen auf Glukose als Energielieferant angewiesen sind [8].
Nach Verbrauch der geringen Glykogenreserven wird die erforderliche Glukose aus glukoplastischen Aminosäuren gewonnen, hierzu wird Körpereiweiß abgebaut. Primär werden die funktionellen Proteine kurzer Halbwertszeit der Energiegewinnung zugeführt. Dadurch werden die, für die funktionellen Aufgaben und für die reparativen Vorgänge zur Verfügung stehenden Proteine ständig reduziert. Eine hiermit verbundene Abnahme der Immunglobuline und „akute-Phase-Proteine" bedingt eine erhöhte Anfälligkeit des Organismus gegenüber Infektionen, eine verzögerte Heilung und Rekonvaleszenz, verstärkte Neigung zu Anastomosen- und Wunddehiszenzen. Der Verlust an Enzymen des Verdauungstrakts, der in diesem Rahmen ebenfalls auftritt, beeinträchtigt die Wiederaufnahme der oralen Ernährung.
Es ist also einerseits die Zufuhr einer in Bezug auf das Operationstrauma ausreichend großen Menge an Energieträgern anzustreben, um die unerwünschte Glukoneogenese aus den Bestandteilen des Körpereiweißes zu unterdrücken. Andererseits ist eine unmittelbar perioperative Substitution sog. schnell verfügbarer Proteine durchzuführen, da bis heute unter den klinikbezogenen Routinebedingungen es nicht möglich ist, daß trotz einer postoperativ ungestörten Syntheserate von Körpereiweiß mit zunehmendem Streßgrad die Abbaurate nicht deutlich ansteigt (Lürig [9]). Da aber die postoperative Zufuhr von Plasmaproteinen beim Risikopatienten und bei Patienten mit großen operativen Eingrif-

fen nach wie vor diskutiert wird, untersuchten wir zunächst im Rahmen einer Pilotstudie deren klinische Wertigkeit.
Das Ergebnis dieser Pilotstudie war so eindrucksvoll positiv für die Substitution mit Plasmaproteinen, daß wir eine prospektiv randomisierte Studie in Angriff nahmen (Bauer er al. [10]). Der 1. Bericht dieser Studie kommt hier zur Darstellung.
Es wurden keine begleitenden laborchemischen Untersuchungen durchgeführt, da zu diesem Problem schon eine Fülle an Befunden zusammengetragen wurden, die immer wieder zu dem gleichen Ergebnis, nämlich zur theoretischen Notwendigkeit der Substitution führten [1, 2]; andererseits stellt ausschließlich das klinische Ergebnis das stichhaltigste Argument für oder gegen die Notwendigkeit einer Substitution dar.

Material und Methode

Bisher umfaßt die Studie 81 Patienten, die sich einem großen, urologisch abdominal-chirurgischen Eingriff wie einer transabdominellen Tumornephrektomie, einer supravesikalen Harnableitung oder einer transabdominellen Lymphadenomektomie unterziehen mußten. Die Randomisierung der Patienten erfolgte mittels Kuverts. Aufgrund der Ergebnisse der Pilotstudie waren von Seiten des Statistikers 90 Patienten als für Signifikanzberechnungen ausreichend bezeichnet worden. Die eine Gruppe der Patienten ($n = 40$) erhielt am Tag der Operation und am 1. postoperativen Tag, d. h. innerhalb von 36 h nach dem Eingriff je 500 ml einer handelsüblichen Serumkonserve zusätzlich zu der sonst standardisierten postoperativen parenteralen Infusionstherapie. Die übliche parenterale Infusionstherapie bestand aus 500 ml 10%iger Aminosäurelösung plus 500 ml Tutofusin plus 1500 ml 20%ige Glukose. Die andere Gruppe ($n = 41$) erhielt neben dieser erwähnten postoperativen parenteralen Infusionstherapie am Tage der Operation und am 1. postoperativen Tag zusätzlich 500 ml physiologische Kochsalzlösung. Bei der verabreichten Serumkonserve handelte es sich um das Handelspräparat Biseko.
Biseko ist eine lagerstabile 5%ige Humanserumproteinlösung; sie enthält alle wichtigen Transport- und Inhibitorproteine und Immunglobuline in biologisch aktiver Form. Sie ist frei von aktiven Gerinnungs- und Komplementfaktoren, d. h. sie verhält sich inert gegenüber dem Gerinnungs- und Komplementsystem [11]. Die beiden Patientenkollektive wurden nach klinischen Gesichtspunkten wie Wundheilungsstörungen, respiratorische Komplikationen und postoperative Antibiotikagaben in den ersten 8 postoperativen Tagen sowie hinsichtlich rektaler Temperatur und Gesamtleukozytenzahl in den ersten 5 postoperativen Tagen miteinander verglichen.

Ergebnisse

In der Gruppe mit Serumkonserve hatten wir bislang 5 respiratorische Komplikationen aufgrund von Bronchopneumonien im Gegensatz zu 16 in der Kontrollgruppe (Tabelle 1). In der Gruppe mit der Serumkonserve starb ein Patient an einer kardiopulmonalen Komplikation, in der Kontrollgruppe waren es 3 Patienten. Was die Wundheilungsstörungen angeht, so gab es in der Gruppe mit der Serumkonserve 4 Patienten mit Wundheilungsstörungen, in der Kontrollgruppe 6 Patienten mit Wundheilungsstörungen.
Bei der Beurteilung der Wundheilungsstörungen wurden minimale Läsionen nicht berücksichtigt, sondern nur Bauchdeckendehiszenzen oder subfasziale Eiteransammlungen gewertet.
Elfmal war in der Gruppe mit der Serumkonserve eine postoperative Antibiotikagabe im Gegensatz zu 17mal bei der Kontrollgruppe notwendig. Die postoperativen Gesamtleukozytenzahlen und die rektalen Temperaturen in den ersten 5 postoperativen Tagen waren in beiden Gruppen weitgehend identisch und können nichts zur Diskriminierung der beiden Gruppen beitragen.
Die Studie ist noch nicht abgeschlossen, die von den Statistikern vorgelegte Zahl beträgt 90, danach erfolgt die statistische Auswertung. Was sich zum derzeitigen Zeitpunkt sagen läßt, ist, daß die Gruppen wahrscheinlich bezüglich der Wundheilungsstörungen und der postoperativ erforderlichen Antibiotikagaben wegen beginnender Septikämie nicht statistisch unterschiedlich sein werden, dagegen eine statistische Signifikanz in punkto respiratorische Komplikationen vorhanden zu sein scheint.

Diskussion

Die Folgen eines vermehrten Abbaus der schnell verfügbaren Serumproteine sind die gefürchteten postoperativen Komplikationen wie Infektion und Wundheilungsstörung. Die infektiösen Komplikationen sind z.T. durch Abnahme verschiedener Plasmaproteine erklärbar [3]. Es kommt postoperativ zum Abfall folgender, für die Infektabwehr wichtigen Proteine: des retinolbindenden Proteins, des IgG, des Transferrins, der Komplementkomponenten C 1_q, C 3 c, C 5, C-3-Aktivator und des Präalbumins [4].
Die bakterostatische Fähigkeit des Transferrins resultiert aus der Bindung von freien Eisenionen aus der Umgebung gramnegativer Bakterien, die zu ihrem eigenen Stoffwechsel Eisenionen benötigen.
Im Vitamin-A-Stoffwechsel spielen die beiden Plasmaproteine Präalbumin und das retinolbindende Protein eine zentrale Rolle. Im Serum liegt Vitamin A hauptsächlich gebunden an den Proteinkomplex Präalbumin, retinolbindendes Protein, vor. Nachdem aber in der postoperativen Phase für beide Proteine ein

Tabelle 1. Komplikationen innerhalb der ersten 10 postoperativen Tage nach transabdominellen Operationen

	Mit Serumkonserve [1000 ml]	Ohne
Respiratorische Komplikationen einschließlich Bronchopneumonien	5	16
Wundheilungsstörungen	4	6
Erforderliche postoperative Antibiotikagaben wegen Septikämie	11	17
	n = 40	n = 41

Hyperkatabolismus bei Synthesestörung mit Abnahme der Serumkonzentration vorliegt, muß Vitamin A wegen unzureichender Menge an Transportkomplexen im Serum zwangsläufig erniedrigt sein. So kommt es trotz ausreichender Vitamin-A-Depots im retikuloendothelialen System (RES) zu einer Abnahme der Schleimhautsekretion und einer Minderung der Ausscheidung von sekretorischen Immunglobulinen und Lysozym. Daraus resultiert eine wesentlich leichtere Invasionsmöglichkeit für Erreger im Respirations- und Gastrointestinaltrakt. Ebenso kommt es zu einer Abnahme der Bildung der Bausteine der Grundsubstanz des Kollagens und des Elastins sowie von Proteoglykanen, was die Wundheilung negativ beeinflußt.

Die Substitution der Serumproteine scheint darüber hinaus die Möglichkeit zu bieten, die ausschließliche Versorgung mit Kohlenhydraten und Aminosäuren im Rahmen der parenteralen Ernährung zu reduzieren. Das massive Angebot von Kohlenhydraten und Aminosäuren stimuliert die endogene hepatische Lipidsynthese und reduziert dadurch das Angebot freier Fettsäuren. Ein ausreichender Pool freier Fettsäuren ist jedoch eine conditio sine qua non der Phospholipidsynthese und in diesem Rahmen auch für die Bildung des Surfactant der Lunge eine wichtige Voraussetzung. (Georgieff et al. [6]). Vor allem unter diesem pathobiochemischen Zusammenhang muß der Unterschied der respiratorischen Komplikationen in den beiden Gruppen gesehen werden.

Zusammenfassung

Im Rahmen einer prospektiv randomisierten Studie wird derzeit an einem großen urologischen, abdominal-chirurgischen Krankengut die Wertigkeit der postoperativen Zufuhr von Plasmaproteinen untersucht. Die Therapiegruppe zählt bislang 41 Patienten, die Therapie bestand aus der Gabe von 500 ml Serumkonserve am Tag der Operation und am 1. postoperativen Tag. Die Placebogruppe zählt bislang 40 Patienten. Die Studie ist noch nicht abgeschlossen. Der bisherige Trend zeigt jedoch, daß insbesondere bei den respiratorischen Komplikationen ein deutlicher Unterschied zugunsten der Therapiegruppe besteht.

Literatur

1. Kult J, Treutlein E (1977) Das Verhalten von Spurenproteinen in der postoperativen Phase unter parenteraler Ernährung. Klin Anästhesiol Intensivther 13: 132–139
2. Fateh-Moghadam A, Schwandt P, Sandel P, Vogt W, Kling S (1977) Einfluß totaler Nahrungskarenz auf Serumproteinkonzentration. Klin Wochenschr 55: 525–531
3. Kult J, Treutlein E, Dragoun GP, Heidland A (1975) Bedeutung der postoperativen parenteralen Ernährung gemessen an nieder- und hochmolekularen Plasmaproteinen. Infusionsther Klin Ernaehr 2: 313–318
4. Gofferje H, Maintz E (1978) Das Verhalten von Präalbumin, Retinol-bindendem Protein, Transferrin und Haptoglobin in der postoperativen und posttraumatischen Phase. Infusionsther Klin Ernaehr 5: 268–272
5. Shetty PS, Watrasièwicz KE, Jung RT, James WPT (1979) Rapid-turnover transportproteins: An index of subclinical proteinenergy malnutrition. Lancet II: 230
6. Georgieff M, Geiger K, Bethke U, Lutz H (1981) Parenterale Ernährung bei Patienten mit respiratorischer Insuffizienz. Infusionstherapie Klin Ernaehr 8: 35
7. Peter K (1975) Pathophysiologie des Eiweißstoffwechsels beim Operierten. In: Rügheimer E (Hrsg) Kongreßbericht der Jahrestagung der Dtsch Gesellschaft für Anaesthesie und Wiederbelebung 1974. Perimed, Erlangen
8. Schulteis K, Beisbarth H (1975) Pathobiochemie des Postagressionstoffwechsels. Klin Anaesthesiol Intensivther 7: 35
9. Lürig, C (1981) Postoperative Infusionstherapie periphere parenterale Ernährung und erhöhte Kohlenhydratzufuhr. Infusionsther Klin Ernaehr 8: 28
10. Bauer HW, Mellin HE, Grabs GH (1980) Über die Bedeutung der postoperativen Zufuhr von Plasmaproteinen. Infusionsther Klin Ernaehr 7: 301
11. Stephan W (1971) Hepatitis-Free and stable human serum for intravenous therapy. Vox Sang 20: 442–457

Thrombogenitätstestergebnisse von kaltsterilisiertem PPSB am Schimpansen

R. Kotitschke, W. Stephan und A. M. Prince

Einleitung

In-vitro-Tests zur Bestimmung der Thrombogenität von PPSB-Präparaten mit Peptidsubstraten oder der TGt_{50} und der NAPTT haben sich als unzureichend erwiesen. Eindeutige Aussagen über die Thrombogenität von PPSB-Präparaten sind bisher nur in In-vivo-Modellen möglich [1]. Als Alternative zu den bisher vorgeschlagenen Modellen an Hunden bzw. Hämophilie-B-Hunden haben wir die Thrombogenität von kaltsterilisiertem PPSB an Schimpansen bestimmt. Den Schimpansen wurde PPSB, das aus β-Propiolacton und UV-behandeltem Plasma hergestellt worden war, in einer Dosierung von ca. 100 E/kg KG appliziert. Die Behandlung des Zitratplasmas mit β-Propiolacton und UV-Bestrahlung führt zur Inaktivierung potentiell im Plasma vorhandener Viren [2]. Als Kontrollpräparat wurde ein FDA-lizensiertes PPSB-Präparat verwendet.

Material und Methodik

Folgende PPSB-Präparate wurden verwendet (Tabelle 1): PPSB-Konzentrat von Biotest, das aus β-Propiolacton und UV-behandeltem Plasma hergestellt worden war. Als Vergleichspräparat diente das PPSB-Präparat der Firma Hyland.

Tabelle 1. Prüfpräparate

Hersteller	Biotest		Hyland
Chargen Bezeichnung	492 010	493 029	790 315 A 121 A
Volumen [ml]	20	20	30
Einheiten pro Flasche			
Faktor II	580	660	360
Faktor VII	360	520	2580
Faktor IX	540	500	570
Faktor X	540	640	570

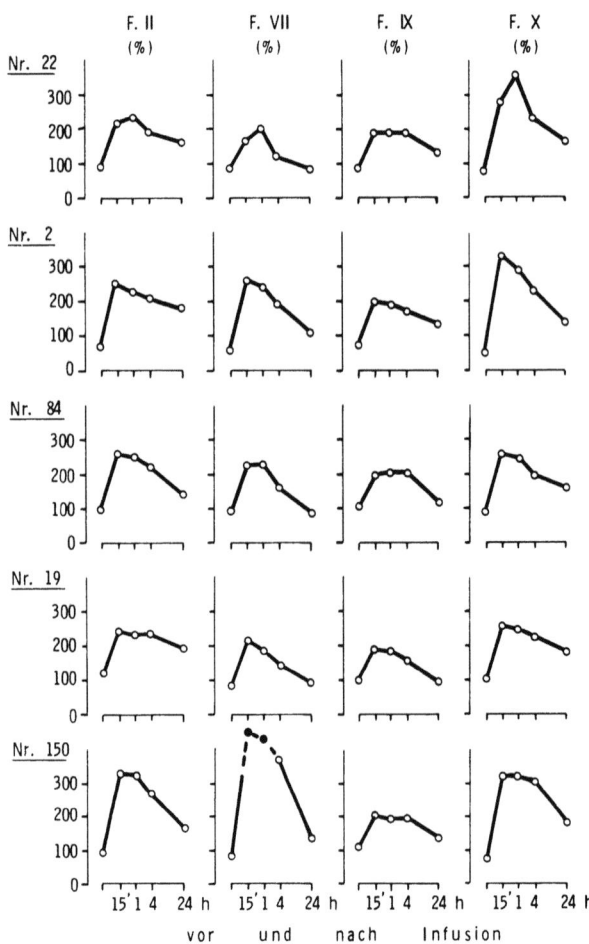

Abb. 1. Aktivität der PPSB-Faktoren im Schimpansenplasma vor und nach der PPSB-Applikation

Tabelle 2. Eingesetzte Schimpansen

Schimpanse-Nr.	Alter [Jahre]	Geschlecht	Gewicht [kg]	Prüfpräparat
2	7	♂	22,8	Biotest 493 029
19	6 ½	♂	31,8	Biotest 492 010
22	5 ½	♂	21,0	Biotest 493 029
84	6	♀	25,3	Biotest 492 010
150	4 ¼	♂	20,2	Hyland 790 315 A 121 A

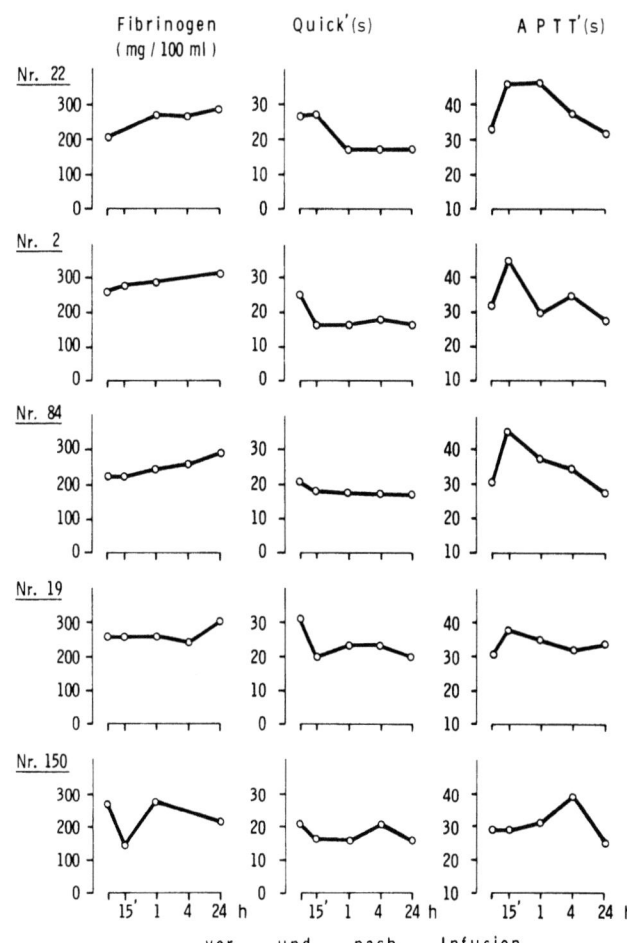

Abb. 2. Gerinnungsanalysen der Schimpansenplasmen

Tabelle 3. Applizierte Einheiten der PPSB-Faktoren pro kg KG

Schimpanse-Nr.	II	VII	IX	X
22	125	99	95	121
2	116	91	88	112
84	91	57	86	85
19	73	45	68	68
150	71	510	112	112

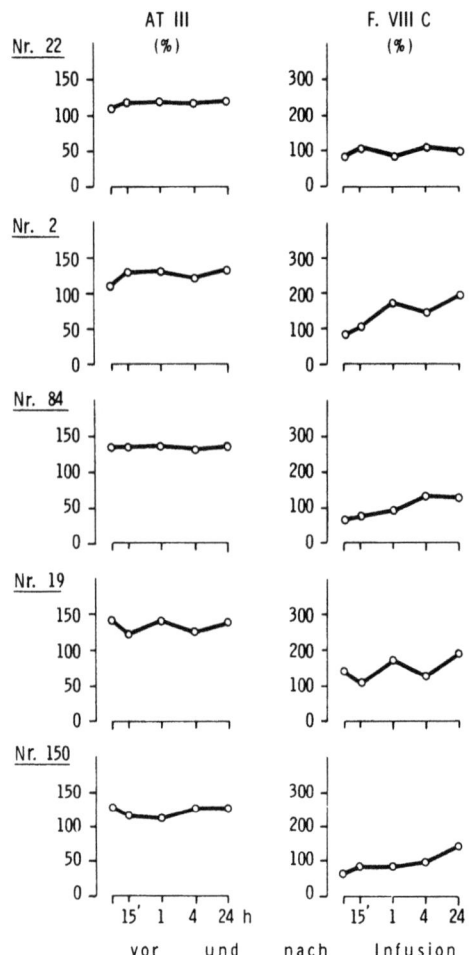

Abb. 3. Antithrombin-III- und Faktor-VIII-Aktivität (in % der Norm)

Es wurden 5 Schimpansen eingesetzt (Tabelle 2). Je 4 Flaschen der Prüfpräparate wurden pro Tier verwendet.

In Tabelle 3 sind die Einheiten pro kg KG, die appliziert wurden, aufgeführt.

Die Schimpansen wurden für die PPSB-Infusion und die Blutabnahme unter Ketamin-HCl-Anästhesie gehalten.

Ergebnisse

Die Ergebnisse der am Schimpansenblut durchgeführten Prüfungen sind in Abb. 1–4 dargestellt.

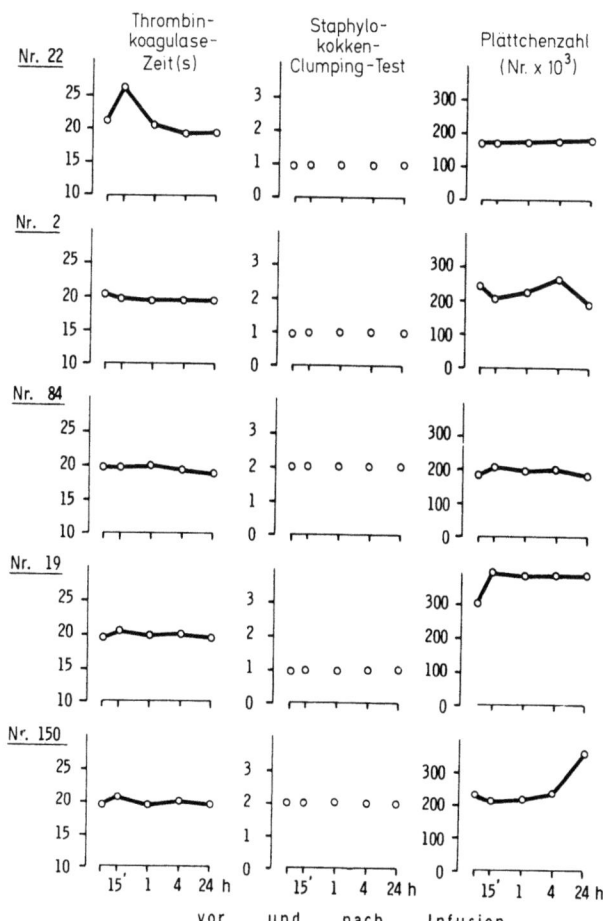

Abb. 4. Thrombinkoagulasezeit (s); Fibrinogenabbauprodukte (µg/ml), gemessen mit dem Staphylokokken-Clumping-Test und Plättchenzahl

Tabelle 4. Anstieg der PPSB-Faktoren (in %) nach Applikation von 1 E/kg KG

Schimpanse-Nr.	II	VII	IX	X
22	0,96	0,78	1,05	1,67
2	1,53	2,18	1,40	2,45
84	1,78	2,36	0,98	2,00
19	2,16	2,84	1,29	2,20
150	3,23	0,85	0,82	2,20

Eine übliche Angabe über die Wirksamkeit eines PPSB-Präparats ist der Anstieg der Faktoren in Prozent, berechnet auf eine Einheit pro kg KG. Diese Angaben sind in Tabelle 4 dargestellt.

Diskussion

Eine mögliche Nebenwirkung von PPSB-Präparaten ist die Erzeugung von Thrombosen. In-vitro-Tests zur Überprüfung der Thrombogenität können Anhaltspunkte geben, sind aber unzureichend. PPSB-Präparate, die geeignet sind, Thrombosen zu erzeugen, führen beim Empfänger zu Änderungen im Gerinnungssystem, die sich durch in vitro Tests an diesen Blutproben feststellen lassen.
Etwa 15 min, 1 h, 4 h und 24 h nach der PPSB-Applikation wurden im Schimpansenblut als Thrombogenitätsparameter folgende Bestimmungen durchgeführt: Die Faktoren II, VII, IX, X, VIII, Fibrinogen, AT III, Thrombinkoagulase, Quick-Wert, APTT und Thrombozytenzahl.
Aus den Thrombogenitätsstudien von Hedner und Nilsson [1] mit PPSB-Präparaten an Hunden geht hervor, daß eine Dosis von ca. 100 E Faktor IX/kg KG zu erheblichen Änderungen der hier geprüften Gerinnungsparameter geführt hat. Einige der Hunde starben nach Applikation der dort verwendeten Prüfpräparate. Die wichtigsten Parameter für die Prüfung der Thrombogenität sind die Parameter, mit denen auch eine DIC (disseminierte intravaskuläre Gerinnung) überprüft wird.
Die Applikation hoher Dosen eines PPSB-Präparats verändert die Gesamtgerinnbarkeit eines Blutes auch beim Gesunden, da in vivo bestimmte Gleichgewichte zwischen prokoagulatorischen Aktivitäten und dem Inhibitorpotential herrschen. Bei der hier im Schimpansenmodell verwendeten Dosis wird also mit gewissen Änderungen einzelner Parameter zu rechnen sein. Der Vergleich des Kontrollpräparats mit dem aus mit β-Propiolacton behandelten und UV-bestrahlten Plasma hergestellten Prüfpräparat zeigt keinen Unterschied der Prüfparameter. Weder das unbehandelte Kontrollpräparat noch das PPSB aus β-Propiolacton und UV-behandeltem Plasma zeigte Anzeichen für eine thrombogene Wirkung im verwendeten Schimpansenmodell.

Literatur

1. Hedner U, Nilsson JM, Bergentz SE (1976) Thromb Haemostas 35: 386–395
2. Prince AM, Stephan W, Brotman B, van den Ende MC (1980) Thromb Haemostas 44: 138–142

Klinische Prüfung auf Hepatitis-Sicherheit eines „hepatitis-sicheren" Prothrombinkomplexes in pädiatrischem Krankengut

K. Köhler-Vajta, H. J. Klose und G. Frösner

PPSB- oder Prothrombin-Komplex-Präparate werden normalerweise aus großen Plasma-„pools" hergestellt. Trotz ständig verbesserter Hepatitis B – screening – Methoden gehören Prothrombin-Komplex-Konzentrate immer noch zu den sog. „high-risk"-Präparationen bezüglich Hepatitis B, ähnlich wie Cohn-Franktion I-, Fibrinogen- oder F.VIII-Präparationen. So konnten wir durch Untersuchungen an unserem Haemophilie A-Patientengut nachweisen, daß die Verabreichung von mehr als 3000 E F.VIII-Konzentrat zwangsläufig zu einer Serokonversion für Hepatitis B-Seromarker führte [2].

Die Indikation für die therapeutische Verabreichung von Prothrombin-Komplex-Präparaten in der Pädiatrie sind begrenzt. Wahrscheinlich vermindern sich die Indikationen zum therapeutischen Einsatz von PPSB-Konzentraten mit größerer Leistungsfähigkeit eines haemostaseologischen Labors. Trotz strenger Indikationsstellung haben wir in unserer Klinik jedoch mehrfach PPSB-Konzentrat therapeutisch einsetzen müssen. Wir verwendeten dabei das PPSB-Konzentrat der Firma Biotest, welches nach einer Vorbehandlung der Spenderplasmen nach Lo Grippo [3] hergestellt und als bisher einziges PPSB-Konzentrat „hepatitissicher" angeboten wird. Über unsere Erfahrungen bezüglich Sicherheit gegen Hepatitis B möchten wir berichten.

In einem Zeitraum von etwa 2 Jahren wurde PPSB „hepatitissicher" bei 16 Patienten, die ambulant oder stationär in der Kinderklinik der Universität München behandelt wurden, therapeutisch eingesetzt. Abgesehen von 2 Patienten mit schwerer Haemophilie B waren sämtliche Patienten, die PPSB erhielten, schwer krank, bzw. stark blutungsgefährdet. Auf Grund verschiedener Primärerkrankungen, die nicht einzeln aufgeführt sind, bestand mäßige bis schwere Leberfunktionsstörung mit entsprechender Produktionsverminderung von Gerinnungsfaktoren. Der mittlere Wert für den Quick-Index bei den Patienten mit den erworbenen Gerinnungsstörungen betrug 30% (Tabelle 1). Die Anwendung von PPSB war notwendig wegen klinisch manifester Blutung oder vor notwendigen operativen Eingriffen. Das Alter der Patienten erstreckte sich vom 2. Lebenstag bis zum Adoleszentenalter. 13 von 16 der mit PPSB „hepatitissicher" behandelten Patienten erhielten auch andere Blut- bzw. Plasmafraktionen, die

Tabelle 1. Quick-Index, GOT, GPT und Bilirubin jeweils vor und 6 Monate nach erster Substitution mit PPSB „hepatitissicher"

Patient	Quick-Index: [%]	GOT [I.E./l] Vor	Nach	GPT [I.E./l] Vor	Nach	Bilirubin [mg/dl] Vor	Nach
N.P.[a]	>100	20,4	18,1	7,6	7,6	0,5	n.d.[b]
O.G.[a]	>100	31,6	18,5	41,7	17,3	0,2	0,1
W.F.	21	48,0	18,4	49,0	12,1	2,0	0,8
V.C.	31	n.d.	24,1	n.d.	18,0	1,2	n.d.
H.B.	45	14,2	9,4	3,9	4,4	0,2	n.d.
V.W.	30	n.d.	8,0	n.d.	3,9	0,2	0,7
R.K.	40	97,0	82,0	51,5	24,0	2,2	2,3
S.S.	11	46,8	39,5	22,8	31,5	1,2	n.d.
$\bar{x} \pm$ S.D.	30 ± 12 (ohne[a])	43 ± 30	27 ± 24	29 ± 21	15 ± 10	1,0 ± 0,8	1,0 ± 0,9

[a] Patienten mit schwerer Haemophilie B
[b] n.d. = Bestimmung nicht durchgeführt

bis auf eine Ausnahme als „small-pool"-Präparationen angesehen werden können.

Ziel der Studie war, unmittelbar vor Anwendung des PPSB-Konzentrats und mindestens einmal 6 Monate nach der Applikation die klinisch-chemischen Leberparameter GOT, GPT, Gesamt-Bilirubin zu bestimmen, darüber hinaus die für Hepatitis B spezifischen Seromarker HB_s-Ag, Anti-HB_s und Anti-HB_c. Letztere Bestimmungen erfolgten im Radio-Immun-Assay-Verfahren und können als die derzeit sensibelsten verfügbaren Nachweismethoden bezüglich Hepatitis B-Infektionen gelten [4].

Bei 8 Patienten, die PPSB erhielten, war die nach Studienprotokoll vorgesehene Nachuntersuchung 6 Monate nach Anwendung des Präparates möglich. Von den anderen 8 Patienten waren Kontrolluntersuchungen insofern nicht möglich, als 4 Patienten auf Grund ihrer schweren Grunderkrankung verstarben, 2 Patienten nicht mehr verfügbar waren, bzw. keine Bereitschaft zu einer Laborkontrolle bestand. Zwei Patienten wurden in die Auswertung der Studie nicht einbezogen, da in der Ausgangs-Serologie HB_s-Antigen, bzw. Anti-HB_s positiv gefunden wurde.

Die Aufstellung der klinisch-chemischen Laborparameter GOT, GPT und Gesamtbilirubin vor und 6 Monate nach Substitution von PPSB zeigt, daß keiner der aufgeführten Parameter nach Substitution erhöhte Werte ergab, wie sich allein aus der Betrachtung der Mittelwerte ersehen läßt (Tabelle 1).

Erheblich wichtiger bezüglich der Sicherheit des PPSB-Konzentrates gegen Hepatitis B erscheint uns jedoch die folgende tabellarische Darstellung (Tabelle 2).

Tabelle 2. Lebensalter der Patienten, Gesamtmenge an PPSB-Konzentrat pro kg KG, sowie Hepatitis B-Seromarker Anti-HB$_s$ und Anti-HB$_c$ vor und 6 Monate nach erster Substitution mit PPSB „hepatitissicher"

Patient	Alter	Gesamtmenge PPSB [E/kg]	Anti-HB$_s$ Vor	Anti-HB$_s$ Nach	Anti-HB$_c$ Vor	Anti-HB$_c$ Nach
N. P.[a]	1 Jahr	230	−	−	−	−
O. G.[a]	2 Jahre	570	−	±	±	−
W. F.	5 Monate	30	+	−	+	−
V. C.	5 Tage	92	+	−	+	−
H. B.	15 Jahre	38	n.d.[b]	−	n.d.	−
V. W.	12 Jahre	32	n.d.	−	n.d.	−
R. K.	13 Jahre	45	−	−	−	−
S. S.	4 Monate	455	+	−	+	±

[a] Patienten mit schwerer Haemophilie B
[b] n.d. = Bestimmung nicht durchgeführt

Aufgeführt sind das Lebensalter der Patienten, die Gesamtmengen PPSB pro kg KG, die den Patienten verabreicht wurden, die Hepatitis B-Seromarker Anti-HB$_s$ und Anti-HB$_c$ jeweils vor und 6 Monate nach Substitution. Nicht dargestellt ist der Parameter HB$_s$-Ag, welcher bei sämtlichen seronegativen Patienten bei der Kontrolluntersuchung als negativ gefunden wurde. Die erhaltene Menge PPSB wurde von uns willkürlich so definiert, daß PPSB in den letzten 3 Monaten vor der Kontrolluntersuchung, die mindestens 6 Monate nach Erstapplikation erfolgte, nicht berücksichtigt wurde. Aus den verabreichten Mengen ist ersichtlich, daß die verabreichten Mengen PPSB/kg KG verglichen zu der ersten Studie zur Hepatitissicherheit – geprüft am Menschen [1] – ganz erheblich höher liegen.

Für Anti-HB$_s$ fand sich bei 7 von 8 Patienten bei der Kontrolluntersuchung Seronegativität. Die bei 3 Patienten zuvor als seropositiv gefundenen Werte sind mühelos als passiv auf das Neugeborene übertragene mütterliche Antikörper zu erklären. Der eine Patient mit schwerer Haemophilie B hatte als einziger sämtlicher Patienten vor Beginn der Studie ein als nicht „hepatitissicher" deklariertes „Groß-pool"-Präparat bekommen.

Ganz ähnlich fanden sich für den Seromarker Anti-HB$_c$ in 7 von 8 Fällen Seronegativität nach PPSB-Anwendung. Bei einem Säugling fand sich bei Seropositivität zum Ausgangszeitpunkt dann bei der Kontrolluntersuchung ein Grenzwertbefund – wahrscheinlich noch eine Folge allmählich verschwindender passiv übertragener mütterlicher Antikörper.

Zusammenfassung

Als Ergebnis unserer Untersuchungen läßt sich zusammenfassen, daß bei den 8 in die Studie einbezogenen Patienten aus den klinisch-chemischen Laborparametern sich kein Hinweis für eine Hepatitis nach Anwendung von PPSB „hepatitissicher" ergab, darüber hinaus die virusserologischen Untersuchungen zu keiner Diagnose einer Hepatitis B als Folge der PPSB „hepatitissicher"-Anwendung bei den 8 untersuchten Patienten geführt haben. Wir fänden es wünschenswert, daß klinische Studien an größeren Patientenzahlen bezüglich Hepatitis B und anderer Hepatitiden als Folge der PPSB-„hepatitissicher"-Substitution durchgeführt würden.

Literatur

1. Heinrich D (1982) Klinische Studie zur Überprüfung der Hepatitissicherheit von Prothrombin-Komplex-Konzentrat nach Kaltsterilisation. In: (Hrsg. Frösner G, Lasch H-G, Lechner E) Plasmaproteine und Virushepatitis. Springer-Verlag, Berlin, Heidelberg, New York, S 111
2. Klose HJ (1982) Hepatitis als Schicksal des Haemophilie-Patienten. In: (Hrsg. Frösner G, Lasch H-G, Lechner E) Plasmaproteine und Virushepatitis. Springer-Verlag, Berlin, Heidelberg, New York, S 24
3. Lo Grippo GA, Hartmann FW (1958) Chemical and combined Methods for Plasma Sterilisation. Bibl Haematol 7: 225
4. Sugg U, Schneider W (1980) Hepatitisrisiko von Plasmapräparaten. Deutsches Ärzteblatt, Jahrgang 77 43: 2545–2548

Varizellenprophylaxe durch Varizellen-Zoster-Hyperimmunglobulin bei Inkubanden unter immunsuppressiver Therapie

B. Kornhuber

Zusammenfassung

Varizellen sind während einer zytostatischen Polychemotherapie die gefürchtetste infektiöse Komplikation. Wegen der hohen Erkrankungsrate nach Exposition treten die Varizellen selten als Einzelkrankheiten auf, so daß die Inkubation im allgemeinen rechtzeitig bekannt und eine passive Immunisierung möglich wird. 303mal wurden bei Kindern mit Malignomen wegen Varizellenkontakts 0,2 ml/kg KG einer 15%igen Hyperimmunglobulinpräparation injiziert. Die passive Immunisierung erfolgte während der ersten 72 h der Inkubationsperiode. Applikationsweise und Charakteristika der Immunglobulinpräparation werden beschrieben. 4 × wurden trotz der passiven Immunisierung Varizellen beobachtet, 3 × mitigiert ohne ernsthafte Krankheitssymptome, 1 × mit einer Varizellenpneumonie kompliziert. Auch diese Erkrankung wurde überstanden. Die Besonderheiten des letzten Falls, die möglicherweise Ursache der schweren Erkrankung waren, werden diskutiert. Ernsthafte Nebenwirkungen, die zur Unterbrechung der Injektion bzw. Infusion führten, wurden nicht beobachtet.

Einleitung

Maligne Systemerkrankungen bei Kindern sind selten. Anders als im Erwachsenenalter wird eine Polychemotherapie bei den meisten Erkrankungen als kurative Maßnahme durchgeführt. Dies gilt sowohl für Leukämie- als auch Sarkomkranke. Die ungewollte Immunsuppression führt zu vermehrten Infektionen, nicht selten ernster Natur, deren Beherrschung häufig große Probleme bereitet. Dies hat zu einer weitgehenden Zentralisierung der Behandlung in wenigen Fachabteilungen geführt. Prophylaktische Immunglobulingaben während Phasen intensiver Polychemotherapie sind Bestandteil einiger Therapieprotokolle. Die zur Verfügung stehenden Immunglobulinpräparationen eignen sich jedoch nicht zur Verhinderung von Infektionen, die bei der gesunden Bevölkerung keine oder nur niedrige Antikörperspiegel nach länger zurückliegenden

Infektionen hinterlassen. Das Spektrum der im Handel befindlichen Hyperimmunglobulinpräparationen ist nicht groß. Besonders begrüßt wurde deshalb eine Präparation von Varizellen-Zoster-Antikörpern, deren Wirksamkeit bei immunsuppressiv behandelten Kindern durch uns geprüft worden ist.

Nach sicherem Kontakt mit frischen Varizellen ist die Erkrankungsrate präimmuner Personen sehr hoch. Nahezu alle Kinder, die unter einer zytostatischen Kombinationstherapie stehen und Varizellen noch nicht durchgemacht haben, erkranken nach stattgehabtem Kontakt. Auch vorausgegangene Windpockenerkrankungen geben keinen zuverlässigen Schutz, wenn eine immunsuppressive Therapie stattfindet. Wir haben eine Reihe von Zweiterkrankungen gesehen, eine davon mit der schweren Komplikation einer Varizellenpneumonie.

Eine effektive Möglichkeit der aktiven Immunisierung besteht nicht. Eine wirksame Chemotherapie der Varizellen ist unbekannt. Die passive Immunisierung ist deshalb die entscheidende Maßnahme zum Schutz der Kinder. Berichte über den erfolgreichen Einsatz von Zosterimmunglobulin (ZIG) aus Rekonvaleszentenplasmen belegen, daß 80–90% der Inkubierten geschützt werden können, wenn die Gabe des Immunglobulins innerhalb der ersten 72 h nach dem Kontakt erfolgt [2, 3, 4].

Art und Herkunft der Zoster-Immunglobulinpräparation

Zur Verfügung stand eine 15%ige Zoster-Immunglobulinpräparation, die aus Plasma gesunder Blutspender gewonnen wurde. Ausgewählt wurden gesunde Spender mit einem Varizellen-Antikörpertiter über 1:160. Die Spender wurden durch ein Screening selektioniert. Das Gammaglobulin wurde aus einem Pool von etwa 200 Einzelplasmen mit Hilfe der Cohn-Alkoholfraktionierung gewonnen. Das Produkt stand als 15%ige Immunglobulinlösung mit einem Varizellenantikörper von wenigstens 1:2000 in der KBR zur Verfügung. Angeboten wurden Ampullen zu 3 ml und 5 ml. Das Präparat Gammaprotect Varizellen, Biotest Pharma war zur intramuskulären Applikation vorgesehen. Die antikomplementäre Aktivität war zu vernachlässigen.

Patienten und Immunglobulinapplikation

Zwischen Juni 1975 und April 1981 wurde 303mal Zoster-Immunglobulin injiziert. 282 Injektionen wurden intravenös vorgenommen, 21 intramuskulär. Die i. m. Gaben wurden nicht in unserer Klinik vorgenommen. Wir selbst haben das Zoster-Immunglobulin regelmäßig nach Verdünnung mit 0,9% NaCl auf die für i. v. applizierbare Präparate übliche 5%ige Konzentration intravenös gegeben. Die Injektionsgeschwindigkeit (Infusion) betrug dabei für das verdünnte Immunglobulin nicht mehr als 2 ml/m.

Verträglichkeit

Die Verträglichkeit der Präparation war bei intramuskulärer und intravenöser Applikation gut. Nur bei 4 von 282 intravenösen Applikationen traten Nebenwirkungen in Form von Urtikaria, Hustenreiz, Bauchschmerzen oder Übelkeit auf, die Anlaß zur Injektion eines Antihistaminikums waren. Die Unterbrechung oder vorzeitige Beendigung der Injektion oder Infusion war in keinem Fall erforderlich. Nach intravenöser Zufuhr haben wir, wie wir dies auch bei anderen Plasmaproteinpräparationen tun, noch für ½ h den Venenzugang durch Infusion einer Glukose- oder Elektrolytlösung offengehalten, um im Fall einer Nebenreaktion rasch eingreifen zu können.

Wirksamkeit

Von den Kindern, die wegen einer immunsuppressiven Polychemotherapie und Varizellenkontakt Zoster-Immunglobulin erhalten hatten, erkrankten 4 dennoch an Windpocken. 3 dieser Kinder hatten das Präparat intravenös erhalten, eines intramuskulär. Erstere erkrankten an mitigierten Varizellen ohne ein schweres Krankheitsbild zu entwickeln, der 4. Patient erkrankte schwer, wobei das Krankheitsbild durch die Varizellenpneumonie bestimmt wurde. Dieser Patient wurde durch ein Geschwisterkind angesteckt und bis zum Ausbruch der Varizellen nicht von diesem isoliert.

Diskussion

Humorale und zelluläre Immundefekte sind die Folge zytostatischer Kombinationstherapien, wie sie für die Mehrzahl der im Kindesalter zu therapierenden Malignome angewandt werden. Während die zellulären Immundefekte weder aktiv noch passiv ausgeglichen werden können, läßt sich das humorale Defizit durch Zufuhr von Immunglobulinen substituieren. Einschränkend muß hinzugefügt werden, daß Immunglobulingaben nur vor den Infektionen schützen, gegen die sie in ausreichender Konzentration Antikörper enthalten. Für eine Reihe von Infektionen ist der Schutz mit Standardimmunglobulinen nicht möglich. Dies trifft auch für die Varizellenprophylaxe zu. Da Varizellen von allen Virusinfektionen die gefürchtetste während einer immunsuppressiven Behandlung ist, war die Entwicklung eines standardisierten Hyperimmunglobulins ein besonderes Anliegen [1].
Während Standardimmunglobuline heute in gut verträglichen Präparationen auch als 7-S-Immunglobulin für die i. v.-Anwendung schon zur Verfügung stehen, werden Hyperimmunglobuline nach wie vor als i. m.-Präparate angeboten.

Der Nachteil der nur intramuskulär applizierbaren Präparate liegt auf der Hand. Neben der größeren Schmerzhaftigkeit sind die entscheidenden Nachteile die verzögerte Wirksamkeit durch die langsame Resorption aus dem Muskel, die erheblichen Verluste durch Proteolyse im Gewebe und die nicht sinnvolle Gabe bei Patienten mit hämorrhagischer Diathese [5]. Gerade die zu schützenden Patienten haben aber meist eine Thrombozytopenie, die die intramuskuläre Injektion verbietet, da ein durch die Injektion gesetztes Hämatom zu einer weiteren Verschlechterung der Resorption führt und dem Patienten erhebliche Beschwerden verursacht.

Wir haben aus dem Vorangestellten und aus der Kenntnis der nur unwesentlichen antikomplementären Aktivität den Schluß gezogen, die Präparation nach Verdünnung auf die für i. v. anwendbare Immunglobuline übliche Konzentration einer 5%igen Lösung intravenös zu geben. Dieser Entschluß hat sich als richtig erwiesen, denn einerseits war die Zahl der unerwünschten Nebenreaktionen und ihre Schwere nicht anders als bei guten Immunglobulinpräparationen üblich, die für die intravenöse Anwendung vorgesehen sind, zum anderen war der Prozentsatz der durch das Varizellen-Zoster-Immunglobulin geschützten Patienten höher als aus Literaturkenntnis zu erwarten war. Die einzige schwere Erkrankung trotz Varizellen-Zoster-Immunglobulingabe ereignete sich nach einer intramuskulären Applikation bei einem Patienten mit akuter lymphoblastischer Leukämie in Erhaltungstherapie mit oraler Gabe von 6-Mercaptopurin und Methotrexat. Sicher läßt diese Einzelbeobachtung nicht zuverlässig den Schluß zu, daß die intravenöse Gabe auch in diesem Falle effektiver gewesen wäre. Sie läßt aber die Diskussion zu, daß das frühere Vorhandensein größerer Antikörperkonzentrationen einen Einfluß auf den Krankheitsverlauf hätte haben können. Ungünstig war bei diesem Patienten auch, daß die Geschwister nach Erkrankung des 1. nicht getrennt wurden. So mag die Intensität des wiederholt zugeführten Virus auch zusätzlich quantitativ ungünstig auf die Antigen-Antikörperrelation und den daraus resultierenden Schutz gewirkt haben. Es erscheint uns wichtig, aus diesen Beobachtungen darauf hinzuweisen, daß Kinder nach einmal stattgehabtem Kontakt und anschließender passiver Immunisierung nicht derart geschützt sind, daß die Isolation von Erkrankten und Inkubierten unterbleiben könnte [6].

Die im Berichtszeitraum gemachte Beobachtung an 2 Kindern mit akuter lymphoblastischer Leukämie in Remission in der Phase der Erhaltungstherapie, mit schweren Varizellenpneumonien, die wegen der nicht bekannten Inkubation keine Gammaglobulingaben erhielten, zeigen, daß kein Wechsel im Verlauf der Varizellenerkrankungen in den letzten Jahren eingetreten ist. Eines der Kinder hatte nachweislich vor Auftreten der Leukämieerkrankung Windpocken in typischer Weise durchgemacht.

Über die Notwendigkeit einer Varizellenprophylaxe bei immunsuppressiv behandelten Kindern unabhängig von schon einmal durchgemachten Windpokken besteht heute kein Zweifel. Der Wert einer passiven Immunisierung ist durch unsere Beobachtungen wie durch frühere Mitteilungen anderer Untersucher hinreichend belegt. Die von uns verwandte Hyperimmunglobulinpräparation hat sich als gut verträglich und sehr wirksam erwiesen. Das Angebot einer Präparation, die auch nach Aussagen des Herstellers für die intravenöse Applikation geeignet ist, erscheint uns wichtig.

Literatur

1. Bodey GP (1975) Infections in cancer patients. Cancer Treat Rev 2: 8
2. Brunell PA, Gershon AA, Hughes WT, Riley HD, Smith J (1972) Prevention of varicella in high risk children. Pediatrics 50: 718
3. Gershon AA, Steinberg S, Brunell PA (1974) Zoster immunglobulin. A further assessment. New Engl J Med 290: 243
4. Indelsohn RG, Meyers JD, Ellis RJ, Thomas EK (1974) Efficiency of zoster immunglobulin. Pediatrics 53: 476
5. Kornhuber B (1979) Intravenöse Immunglobulin-Langzeittherapie bei Kindern. Monatsschr Kinderheilk 127: 20
6. Kornhuber B, Kropp H, Ribeiro-Ayeh J, Hinderfeld L, Welte K (1981) Zur Sicherheit der Varizellenprophylaxe mit Varizellen/Zoster-Immunglobulin. Monatsschr Kinderheilk 129: 246

Hepatitis B-Prophylaxe durch passive Immunisierung beim Dialysepersonal

U. Neyer

Einleitung

Aufgrund baulicher Gegebenheiten ist in vielen Dialysezentren eine strikte räumliche Trennung von Hepatitis B Surface Antigen (HB_sAg)-positiven und -negativen Patienten nicht möglich, so daß trotz Einhaltens allgemeiner hygienischer Maßnahmen häufig Hepatitis B-Erkrankungen unter Dialysepatienten und -personal vorkommen. Die Jahresberichte der European Dialysis and Transplant Association vermelden in den letzten Jahren eine unverändert hohe Infektionsrate unter dem Dialysepersonal mit über 700 Neuerkrankungen pro Jahr und tödlichem Verlauf in einigen Fällen [8].
Positiven Berichten [2, 4] über die Wirksamkeit einer Hepatitis B-Prophylaxe durch passive Immunisierung mit Hepatitis B Immunglobulin (HBIG) stehen andere [3, 6] mit fehlendem Effekt entgegen. Die generelle Anwendung dieser Immunprophylaxe beim besonders gefährdeten Personenkreis des Dialysepersonals ist somit umstritten [5]. Wir wollen deshalb über unsere Erfahrungen mit der passiven Immunisierung mit HBIG beim Dialysepersonal berichten.

Methode

Im Zeitraum von 4 Jahren zwischen 8/76 und 8/80 wurde bei insgesamt 34 Personen, die an der Dialyseabteilung beschäftigt waren, eine passive Immunisierung mit HBIG durchgeführt. Voraussetzung war HB_sAg-Negativität sowie das Fehlen von Antikörpern gegen HB_sAg (anti-HB_s) und Antikörpern gegen Hepatitis B Core Antigen (anti-HB_c). Die Bestimmungen erfolgten mittels RIA-Methode (Ausria II, Ausab, Corab von Abbott).
Das verwendete HBIG wies einen anti-HB_s-Titer von über 1:100000 auf. 5 ml des HBIG wurden i.m. injiziert. Monatlich wurden bei allen Personen bestimmt: HB_sAg, Anti-HB_s-Titer, SGOT, SGPT.
Bei Absinken des Anti-HB_s-Titers im Serum unter 1:2 erfolgte jeweils eine weitere Injektion von 5 ml HBIG i.m. Die Beobachtungszeit lag zwischen 3 und 48 Monaten, durchschnittlich bei 13 Monaten.

Tabelle 1. Verlauf mit und ohne passive Immunisierung

Zeitraum	Personen	HBIG	Seronkonversion	Hepatitis
7/75–7/76	5	0	0	2
8/76–8/80	36	34	3	1

Ergebnisse

Vor der Einführung der passiven Immunisierung waren im Zeitraum von 7/75 bis 7/76 unter den 5 an der Dialysestation Beschäftigten 2 Fälle von schwerer Hepatitis B-Erkrankung aufgetreten. Zwischen 8/76 und 8/80 wurden insgesamt 36 Personen erfaßt. Eine Schwester wies beim Eintritt anti-HB$_s$ auf, ein Pfleger verweigerte die passive Immunisierung (Tabelle 1).

Von den verbliebenen 34 Personen, die einer passiven Immunisierung unterzogen wurden, zeigten 30 keine Veränderung der Hepatitis B Virus (HBV)-Marker oder der Transaminasen. In 3 Fällen trat eine Serokonversion in Bezug auf Anti-HB$_s$ auf. In einem dieser Fälle waren auch die Transaminasen auf etwa 40 mU/ml erhöht. Die Leberbiopsie ergab lichtmikroskopisch eine Fettleberhepatitis, immunfluoreszenzoptisch konnte weder HB$_s$Ag noch HB$_c$Ag in den Leberzellen nachgewiesen werden.

In einem Fall entwickelte sich 2 Wochen nach der 1. Injektion des HBIG im August 1976 eine Hepatitis B, die klinisch inapperent und abgekürzt verlief. Die Infektion war offensichtlich noch im Zeitraum vor Einführung der passiven Immunisierung erfolgt, die HBIG-Gabe fiel in die Inkubationsphase.

Der Anti-HB$_s$-Titer-Verlauf war individuell unterschiedlich. In der 1. Woche nach der Injektion kam es generell zu einem Anstieg über 1:100. Ein Absinken auf Werte unter 1:2 beobachteten wir frühestens nach 2 Monaten, längstens nach 7 Monaten. Dementsprechend erfolgten auch die HBIG-Gaben, wobei das durchschnittliche Intervall zwischen den Injektionen bei 3,5 Monaten lag. Nebenwirkungen sahen wir bis auf lokale Schmerzreaktionen keine.

Im Zeitraum von 7/75 bis 8/80 wurden 67 Patienten mit terminaler Niereninsuffizienz in unser chronisches Hämodialyseprogramm aufgenommen. Davon wiesen 4 Patienten HBV-Marker auf. Von den 63 negativen Patienten entwickelten 38 HBV-Marker als Zeichen einer erfolgten Infektion mit Hepatitis B-Virus (Tabelle 2).

Zusammenfassung

Obwohl bei unseren Dialysepatienten ständig neue Infektionen mit dem Hepatitis B-Virus auftraten, konnten diese beim Personal durch passive Immunisierung verhindert werden.

Tabelle 2. HBV-Marker bei chronischen Dialysepatienten (n = 67)

Zeitraum	HBV-Marker		HB_sAG	HB_sAK	HB_cAK
	−	+			
7/75	63	4	2	2	0
8/80	25	42	12	28	25

Die HBIG-Gabe sollte entsprechend dem individuellen anti-HB_s-Titer-Verlauf erfolgen und nicht generell alle 3 Monate, wie vielfach empfohlen wird.

Ein ungünstiger Verlauf bei passiver Immunisierung in der Inkubationsphase war nicht zu beobachten.

Auf Grund unserer Erfahrungen können wir die passive Immunisierung mit HBIG beim Dialysepersonal zur Prophylaxe der Hepatitis B in Stationen empfehlen, in denen HB_sAg-positive Patienten behandelt werden, bis eine aktive Immunisierung mit Hepatitis-B-Vakzine möglich ist [1].

Nach neueren Untersuchungen von Szmuness et al. [7] erfolgt die Antikörperbildung nach aktiver Immunisierung mit Hepatitis B-Vakzine individuell mit einer möglichen Verzögerung von mehreren Monaten, so daß die beste Schutzwirkung von einer gleichzeitigen Passiv-Aktiv-Immunisierung zu erwarten ist.

Literatur

1. Crosnier J et al (1981) Randomised placebo-controlled trial of hepatitis B surface antigen vaccine in french haemodialysis units: I, medical staff. Lancet I: 455
2. Desmyther J, Bradburn AF, Vermylen C, Daneels R, Boelaert J (1975) Hepatitis B immunoglobulin in prevention of HB_santigenaemia in haemodialysis patients. Lancet II: 377
3. Grady G, Lee VA (1975) Hepatitis B immune globulin: prevention of hepatitis from accidental exposure among medical personnel. N Engl J Med 1067
4. Kleinknecht D, Courouce AM, Delons S (1977) Prevention of hepatitis B in haemodialysis patients using hepatitis B immunoglobulin: a controlled study. Clin Nephrol 373
5. Müller R (1977) Neue Aspekte der Therapie und Prophylaxe von Virushepatitiden. Leber Magen Darm 295
6. Prince AM, Szmuness W, Mann MK et al. (1975) Hepatitis B „immune" globulin: effectiveness in prevention of dialysis-associated hepatitis. N Engl J Med 1063
7. Szmuness W, Oleszko WR, Stevens CE, Goodman A (1981) Passive-active immunisation against hepatitis B: Immunogenicity studies in adult americans. Lancet I: 575
8. Wing AJ, Brunner FP, Brynger H et al. (1980) Hepatitis as recorded by the EDTA Registry, 1965–1979. Proc Eur Dial Transplant Assoc 79

Prophylaktische Wirksamkeit und Halbwertszeit eines intravenös applizierbaren Anti-HB_s-Hyperimmunglobulins

W. M. Glöckner und H. G. Sieberth

Einleitung

Die Infektion mit dem Hepatitis-B-Virus (HBV) stellt im Krankenhaus ein Risiko dar, dem sowohl Patienten wie auch Personal ausgesetzt sind. Neben der posttransfusionellen Hepatitis B, die durch die empfindlicheren HB_s-Antigen-Nachweismethoden beim Blutspender (Radioimmunassay) zurückgedrängt werden konnte, spielt die Hepatitis-B-Übertragung auf Dialysestationen nach wie vor eine große Rolle. Dabei ist der partielle Defekt im zellulären Immunsystem der Dialysepatienten sowie der kaum völlig vermeidbare Kontakt des Dialysepersonals mit Patientenblut bei der 3mal pro Woche anfallenden extrakorporalen Blutzirkulation für das Persistieren der Hepatitis B auf Dialyseabteilungen von wesentlicher Bedeutung. Solange eine strikte Trennung von „weißen" und „gelben" Dialysezonen mit dem entsprechenden Einsatz von anti-HB_s-positivem Personal bzw. eine aktive Immunisierung gegen das HB-Virus noch nicht überall möglich ist, kann durch passive Immunisierung mit einem Anti-HB_s-Hyperimmunglobulin versucht werden, diesen Infektionsherd einzugrenzen.

Methodik

Über 1 Jahr hin immunisierten wir deshalb alle Anti-HB_s-negativen Patienten (n = 38) sowie das Anti-HB_s-negative Personal (n = 20) unserer Dialyseabteilung in 3monatigen Abständen mit einem intravenös applizierbaren Anti-HB_s-Hyperimmunglobulin, wobei vor jeder erneuten Gabe das Probandenserum auf das Vorkommen von HB_s-Antigen, Anti-HB_s und Anti-HB_c untersucht wurde. Für diese passive Immunisierung benutzten wir ein 10%iges Humanserum zu je 6 bzw. 12 ml mit einem Anti-HB_s-Titer von 1:40000, das uns von der Firma Biotest zur Verfügung gestellt wurde. Die Halbwertszeit des applizierten Antikörpers wurde über die lineare Regression der Meßwerte des Anti-HB_s-Radioimmunassays ermittelt, dafür wurden Blutproben nach jeweils 4 h, 3 und 7 Tagen, 2, 3, 4, 8 und 12 Wochen nach intravenöser Serumgabe abgenommen.

Alle Probanden hatten ihre schriftliche Zustimmung zur Mitwirkung an dieser Studie erteilt.

Ergebnisse und Diskussion

Retrospektive Analyse der Hepatitis B-Inzidenz

Um die Wirksamkeit der passiven Anti-HB_s-Immunisierung zu erfassen, untersuchten wir das Hepatitis-B-Infektionsrisiko retrospektiv bei Patienten und Personal unserer Dialyseabteilung vor der strikten Trennung der HB_s-Antigenpositiven von den -negativen Patienten und vor Beginn der Anti-HB_s-Prophylaxe. Insgesamt überblicken wir vor Einsatz der Prophylaxe 89 Patienten in Zentrums- und Limited-care-Dialyse, von denen 56% im Laufe ihrer Dialysezeit einen HB-Infekt durchgemacht hatten. Davon waren 31% zum Zeitpunkt der Erhebung oder vorübergehend zu einem früheren Zeitpunkt HB_s-Antigen-positiv, während die restlichen 25% einen subklinischen Infekt mit der Entwicklung von Anti-HB_s-Antikörpern durchgemacht hatten. Dagegen waren nur 44% aller Patienten ohne serologische Zeichen eines abgelaufenen HB-Infekts geblieben (Tabelle 1). Betrachtet man isoliert die Infektionsraten der Patienten im ersten Dialysejahr, so wird der hohe Infektionsdruck noch deutlicher: Bei 25% aller Dialysepatienten war im 1. Jahr eine HB_s-Antigenämie festgestellt worden, zusätzliche 15% zeigten im 1. Jahr eine Serokonversion mit Anti-HB_s-Antikörperbildung. Somit hatten im 1. Dialysejahr schon 40% aller Patienten einen HB-Infekt durchgemacht, was sich gut mit den von Maupas et al. [5] gefundenen Infektionsraten deckt. Nur noch ein kleiner Teil unserer Patienten infizierte sich dagegen in den nachfolgenden Jahren.

Bei unserem Dialysepersonal lag die Hepatitisrate während des 1. Jahres der Arbeit auf der Dialysestation bei 8%, entsprechende Infektionsraten wurden für Schweden mit 5–8% angegeben [4].

Tabelle 1. Retrospektive Analyse der HBV-Infekthäufigkeit bei Dialysepatienten vor Trennung in „gelbe" und „weiße" Zonen und vor Beginn der passiven Immunisierung

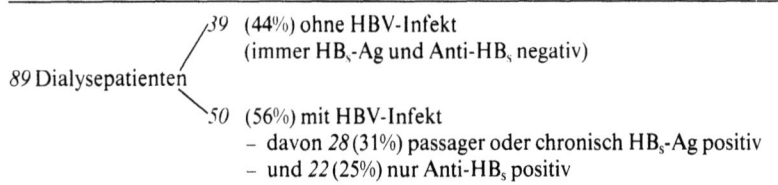

89 Dialysepatienten
- 39 (44%) ohne HBV-Infekt (immer HB_s-Ag und Anti-HB_s negativ)
- 50 (56%) mit HBV-Infekt
  - davon 28 (31%) passager oder chronisch HB_s-Ag positiv
  - und 22 (25%) nur Anti-HB_s positiv

Prophylaktische Wirksamkeit des Hyperimmunglobulins

Unter unveränderten epidemiologischen Bedingungen, d.h. noch bevor die Möglichkeit der strikten Trennung von HB_s-Ag-positiven von den -negativen Patienten etabliert war, erlitten von den 38 passiv immunisierten Patienten im Untersuchungszeitraum des einen Jahres 5 Patienten (13%) trotzdem einen HBV-Infekt, wovon 4 eine mild verlaufende Hepatitis durchmachten, während 1 Patient eine passiv-aktive Immunisierung mit ansteigender Entwicklung eigener Anti-HB_s-Antikörper ohne die Zeichen einer Hepatitis zeigte. Ein weiterer Patient erkrankte unter der Prophylaxe an einer Non-A-Non B-Hepatitis. 33 (87%) der immunisierten Patienten blieben somit gegen einen HB-Infekt voll geschützt. Durch die intravenöse passive Immunisierung in 3monatigen Abständen konnte also das Infektionsrisiko von 40 auf 13% reduziert werden, betrachtet man nur das Auftreten der HB_s-Antigenämie, so ergibt sich eine Verminderung von 25 auf 11% (Tabelle 2).

Bei den 20 immunisierten Dialysemitarbeitern konnte das Auftreten einer Hepatitis unter der passiven Immunisierung völlig verhindert werden (Tabelle 2), wobei zu einem Teil auch das verminderte Auftreten von Neuinfektionen bei den Dialysepatienten für das völlige Verschwinden der Hepatitis beim Dialysepersonal mit ursächlich sein dürfte.

Kinetik

Um einen Einblick in die Verteilungs- und Eliminationskinetik des applizierten Antikörpers zu bekommen und somit eine Aussage über die Wirkdauer einer Immunglobulingabe machen zu können, untersuchten wir den Aktivitätsabfall der applizierten Anti-HB_s-Antikörper mittels Radioimmunassay. Die Verlaufskurven des Anti-HB_s-Antikörpers sind in Abb. 1 dargestellt, wobei in der halblogarithmischen Darstellung ein anfänglich überproportionaler Titerabfall in der Verteilungsphase auffällt, der erst nach etwa 1 Woche in einen linearen Abfall übergeht und sodann die alleinige Eliminationsphase des Antikörpers dar-

Tabelle 2. HBV-Infekthäufigkeit bei Dialysepatienten und Personal im 1.Jahr auf der Dialysestation mit und ohne prophylaktische Immunisierung

	Prophylaxe	
	Ohne [%]	*Mit* [%]
Dialysepatienten	40	13
Davon HB_s-Ag positiv	25	11
Dialysepersonal	8	0

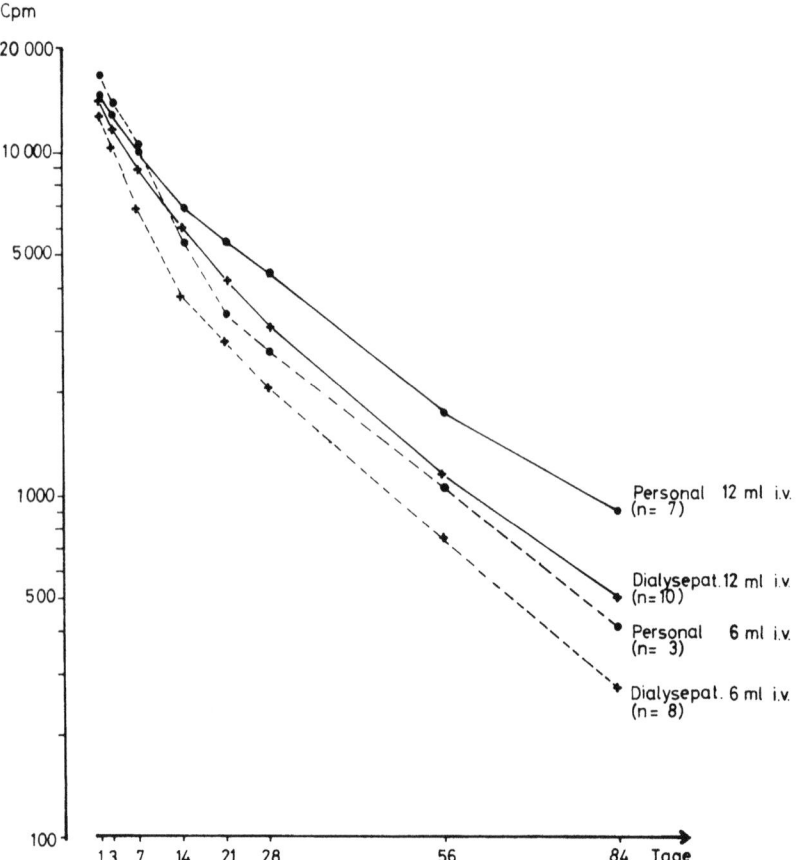

Abb. 1. Zeitlicher Verlauf des Anti-HB$_s$-Antikörperspiegels im Blut von Dialysepatienten und Dialysemitarbeitern nach einmaliger Gabe von 6 bzw. 12 ml Hyperimmunglobulin i. v. Es sind die jeweiligen Mittelwerte der einzelnen Probandengruppen aufgetragen

stellt. Die errechnete Halbwertszeit ist für jede Probandengruppe in Tabelle 3 dargestellt, wobei diese nur gering unter der Halbwertszeit von nativem IgG liegt, die mit etwa 21 Tagen angegeben wird [6]. Die kürzere Halbwertszeit bei Dialysepatienten, die statistisch signifikant ist, weist auf einen gesteigerten Immunglobulinkatabolismus bei Dialysepatienten hin, wie er auch von Bläker et al. [1] gefunden wurde. Ein signifikanter Unterschied zwischen den Halbwertszeiten der Gruppen mit 12 und mit 6 ml Hyperimmunserumgabe ließ sich dagegen nicht feststellen.

Um auch eine Aussage über das optimale Dosierungsintervall machen zu können, untersuchten wir die Antikörperspiegel bei wiederholter Applikation. Bei

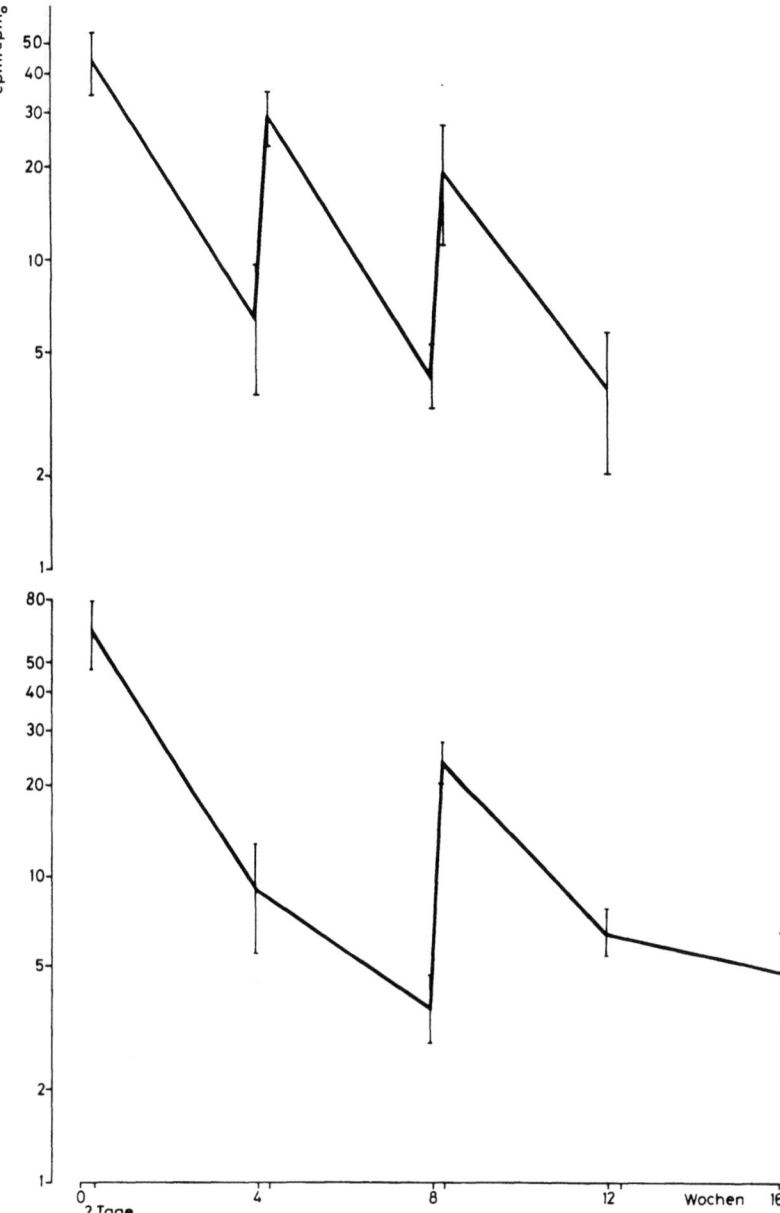

Abb. 2. Zeitlicher Ablauf der Anti-HB$_s$-Antikörperspiegel bei Dialysepatienten bei wiederholter Gabe von 6 ml *(obere Kurve)* bzw. 12 ml Hyperimmunglobulin i.v. im Abstand von 4 bzw. 8 Wochen. Aufgetragen wurden die Mittelwerte der RIA-Faktoren, d.h. der Quotienten aus der Impulsrate des Probandenserums und der Negativkontrolle mit der zugehörigen Standardabweichung

Tabelle 3. Halbwertszeit des Anti-HB$_s$-Hyperimmunglobulins

Personal (12 ml i.v.)	21,6 ± 1,8 Tage	
Patienten (12 ml i.v.)	18,3 ± 4,1 Tage	$p < 0,05$
Personal (6 ml i.v.)	18,6 ± 6,8 Tage	
Patienten (6 ml i.v.)	17,1 ± 4,1 Tage	

der Gabe von 6 ml bzw. 12 ml Hyperimmunglobulin fielen die Endtiter nach 4 bzw. 8 Wochen jeweils auf einen RIA-Faktor von ca. 5 ab (Abb. 2), was noch als protektiv wirksam angesehen werden kann. Bei den 12wöchigen Applikationsintervallen lagen jedoch nur noch Endtiter mit einem RIA-Faktor zwischen 1,5 und 3,5 vor, wodurch die aufgetretenen Hepatitisfälle trotz der passiven Immunisierung möglicherweise erklärt werden können. Für eine Hepatitisprophylaxe mit dem hier benutzten Hyperimmunglobulin sollten deshalb bei Gabe von 6 ml Serum die Applikationsintervalle bei 4 Wochen, für 12 ml Serum bei etwa 8 Wochen liegen, wodurch sich die hier beschriebene Versagerquote möglicherweise noch weiter reduzieren läßt.

Die Vorteile der intravenösen Applizierbarkeit dieses Hyperimmunglobulins sind neben der geringen Belästigung und des fehlenden Blutungsrisikos bei heparinisierten Dialysepatienten auch im Fehlen des lokalen Resorptionsverlustes zu sehen, wie er bei einer intramuskulären Gabe unvermeidlich ist. Außerdem können durch die i. v. Gabe sofort hohe Serumspiegel erreicht werden, wie es bei akzidentellen HBV-Inokulationen (z. B. Nadelstichverletzungen) anzustreben ist.

Zusammenfassung

Das hohe Infektionsrisiko für eine Hepatitis B auf Dialyseabteilungen ließ sich durch eine passive Anti-HB$_s$-Immunisierung für Dialysepatienten um ca. ⅔ reduzieren. Beim Dialysepersonal kam es unter der Immunisierung zu keinem Fall einer Hepatitis. Die Halbwertszeit des intravenös applizierbaren Hyperimmunglobulins liegt mit 21,6 Tagen für das Personal und mit 18,3 Tagen für die Dialysepatienten nur gering unter der von nativem IgG.

Literatur

1. Bläker F, Altrogge H, Hellwege HH, Schliffke C, Stephan W (1976) Prophylaxe der HB$_s$-Antigen-positiven Serumhepatitis mit Hyperimmunglobulin Anti-HB$_s$. Dtsch Med Wochenschr 101: 690
2. Deinhardt F (1976) Die Hepatitis: Ein internationales Problem. M M W 118: 1085

3. Glöckner WM, Sieberth HG, Eggers H, Kurz H (1980) Hepatitisprophylaxe durch intravenöses Hyperimmunglobulin. Mitt Arbeitsgem Klin Nephrol 9: 100
4. Iwarson S, Ahlmén J, Eriksson E, Hermodsson S, Kjellman H, Ljunggren C, Selander D (1977) Hepatitis B immune globulin in prevention of hepatitis B among hospital staff members. J Infect Dis 135: 473
5. Maupas P, Goudeau A, Coursaget P, Drucker J, Bagros P (1976) Immunisation against hepatitis B in man. Lancet I: 1367
6. Wells JV, Fudenberg HH (1971) Metabolism of radio-iodinated IgG in patients with abnormal serum IgG levels. Clin Exp Immunol 9: 775

Sachverzeichnis

Agranulozytose 28
Antibiotika 24, 32

Chemotherapie s. zytostatische Therapie

Dextran 40 1f.
– 60 1f.
Extrazellulärvolumen 14
–, Meßkriterien 14, 15

Frischplasma 1

Gelatine, harnstoffvernetzte 1f.
–, Oxypoly- 1f.
–, Succinyl.- 1f.
Gerinnungsfaktoren 68, 107, 113
–, Hepatitisrisiko 52, 65, 113
–, Sterilisation 52, 68
–, Thrombogenität 107
Granulozytentransfusion 31

Hämodilution 90
Hepatitis B, Immunglobulinprophylaxe 23, 122, 125
–, Risiko 52, 68, 113
Hydroxyäthylstärke 1f.
Hyperimmunglobuline, Hepatitis B 122, 125
–, Prophylaxe 117, 122, 125
–, Varizellen-Zoster 117

Immunglobuline und Antibiotika 24, 32
–, Dosierung 23, 24, 32, 40, 118, 122, 125
–, Immunparameter unter Therapie 37
–, Katabolismus 128
–, Nebenwirkungen 26, 119

–, Prophylaxe 23, 24, 117, 122, 125
–, Sepsis 24, 28
–, Serumeiweißkonserve 54
–, Substitution 21
–, –, postoperativ 25, 40
Infusionstherapie, perioperativ 13

Leukämie 117
Lymphozytenstimulation 46

Plasmaersatzmittel, Einwirkung auf Volumen 3
–, – –, Hämorheologie 8
–, – –, Hämostase 5
–, heterologe 1
–, homologe 1
Plasmaproteinlösung (PPL) 1

Sepsis 28
Serumkonserve, analytische Methoden 60
–, Enzyminhibitoren-Enzyme 56
–, Hepatitisrisiko 52
–, Immunglobuline 54
–, Lagerstabilität 58
–, Proteinzusammensetzung 52, 53, 60
–, Sterilisation, β-Propiolacton 68, 69
–, –, Effektivität 80
–, –, UV-Bestrahlung 69
–, Therapie, Dosierung 99, 103
–, –, Hodentumoren 97
–, –, Rheologie 87
–, –, urologische Operationen 102
–, Transportproteine 54

zytostatische Therapie 28, 97, 117

Hämatologie und Bluttransfusion

Sonderbände zur Zeitschrift „Blut"
Herausgeber:
W. Stich, G. Ruhenstroth-Bauer

22. Band
Adjuvante zytostatische Chemotherapie
Zytostatische Therapie als Rezidivprophylaxe?
Herausgeber: H. Huber, H. Senn, M. Falkensammer
1978. 49 Abbildungen, 73 Tabellen.
X, 205 Seiten. DM 68,-
Vorzugspreis für Bezieher der Zeitschrift „Blut" DM 54,40
ISBN 3-540-09069-X

23. Band
Modern Trends in Human Leukemia 3
Newest Results in Clinical and Biological Research
9th Scientific Meeting of „Gesellschaft Deutscher Naturforscher und Ärzte" Together with the "Deutsche Gesellschaft für Hämatologie" Wilsede, June 19-23, 1978.
Editors: R. Neth, R.C. Gallo, P.-H. Hofschneider, K. Mannweiler
1979. 171 figures, 128 tables.
XXII, 599 pages. DM 124,-
Reduced price for the subcribers of the journal "Blut" DM 99,20
ISBN 3-540-08999-3

24. Band
Aplastic Anemia
Pathophysiology and Approaches to Therapy
Editors: H. Heimpel, E.C. Gordon-Smith, W. Heit, B. Kubanek
1979. 81 figures, 71 tables.
XIII, 292 pages
International Symposium on Aplastic Anemia - Pathophysiology and Approaches to Therapy, Reisensburg, Germany 1978. DM 72,-
Reduced price for the subcribers of the journal "Blut" DM 57,60
ISBN 3-540-09772-4

25. Band
Immunobiology of Bone Marrow Transplantation
International Seminar of the Institut für Hämatologie, GSF, Munich under the auspices of the European Communities, March 8-10, 1979, Neuherberg/München.
Editors: S. Thierfelder, H. Rodt, H.J. Kolb
1980. 123 figures, 123 tables.
XV, 430 pages. DM 98,-
Reduced price for the subscribers of the journal "Blut" DM 78,40
ISBN 3-540-09405-9

26. Band
Modern Trends in Human Leukemia IV
Latest Results in Clinical and Biological Research Including Pediatric Oncology.
Organized on behalf of the Deutsche Gesellschaft für Hämatologie und Onkologie and the Deutsches Krebsforschungszentrum. Wilsede, June 16-19, 1980
Wilsede Joint Meeting on Pediatric Oncology I, Hamburg, June 20/21, 1980
Editors: R. Neth, R.C. Gallo, T. Graf, K. Mannweiler, K. Winkler
1981. 252 figures, 118 tables.
XXV, 557 pages. DM 168,-
Reduced price for the subcribers of the journal "Blut" DM 140,-
ISBN 3-540-10622-7

Volume 27
Disorders of the Monocyte Macrophage System
Pathophysiological and Clinical Aspects
Editors: F. Schmalzl, D. Huhn, H.E. Schaefer
1981. 107 figures, 57 tables. X, 259 pages
DM 98,-
Reduced price for the subscribers of the journal "Blut" DM 78,40
ISBN 3-540-10980-3

Springer-Verlag
Berlin Heidelberg New York

Aktuelle Therapie bösartiger Blutkrankheiten

Herausgeber: P.G.Scheurlen, H.W.Pees
1982. 56 Abbildungen, 113 Tabellen.
XII, 298 Seiten
DM 88,-
ISBN 3-540-10994-3

Automation in Hematology

What to Measure and Why?
Editors: D.W.Ross, G.Brecher, M.Bessis
1981. 106 figures, 45 tables. VIII, 338 pages
(Monograph edition of the international journal Blood Cells, Volumes 6, 2-3)
DM 78,-
ISBN 3-540-10225-6

H.Begemann, J.Rastetter
Atlas der klinischen Hämatologie

Begründet von L.Heilmeyer, H.Begemann
Mit Beiträgen über die Feinstruktur der Blutzellen und ihrer Vorläufer von D.Huhn und über tropische Krankheiten von W.Mohr
3., völlig neubearbeitete Auflage. 1978. 228 Abbildungen, davon 194 farbig, 11 Tabellen. XV, 275 Seiten.
Gebunden DM 298,-
ISBN 3-540-08702-8

J.C.Cawley, G.F.Burns, F.G.J.Hayhoe
Hairy-Cell Leukaemia

1980. 64 figures, 4 tables. IX, 123 pages
(Recent Results in Cancer Research, Volume 72)
Cloth DM 56,-
ISBN 3-540-09920-4

Clinical Aspects of Blood Viscosity and Cell Deformability

Editors: G.D.O.Lowe, J.C.Barbenel, C.D.Forbes
With a Foreword by G.P.McNicol
1981. 79 figures, 20 tables. XV, 262 pages
Cloth DM 70,-
ISBN 3-540-10299-X

Diffusion Chamber Culture

Hemopoiesis, Cloning of Tumors, Cytogenetic and Carcinogenic Assays.
Editors: E.P.Cronkite, A.L.Carsten
1980. 89 figures, 31 tables.
XIV, 277 pages
(Proceedings of a Conference on Application of Diffusion Chamber Culture in Study of Hemopoiesis, Clonal Growth of Tumors and Cytogenetic and Carcinogenic Effects of Chemicals held at Brookhaven National Laboratory, Upton, NY, from 25-26 June 1979)
DM 78,-
ISBN 3-540-10064-4

H.-P.Lohrmann, W.Schreml
Cytotoxic Drugs and the Granulopoietic System

1982. 6 figures, 87 tables. VIII, 222 pages
(Recent Results in Cancer Research, Volume 81)
Cloth DM 96,-
ISBN 3-540-10962-5

Serumferritin

Methodische und klinische Aspekte
Herausgeber: J.P.Kaltwasser, W.Werner
Unter Mitarbeit zahlreicher Fachwissenschaftler
1980. 101 Abbildungen, 63 Tabellen. XI, 284 Seiten
DM 36,-
ISBN 3-540-09155-6

Therapie mit Blutkomponenten

Herausgeber F.W.Ahnefeld, H.Bergmann, C.Burri, W.Dick, M.Halmágyi, G.Hossli, E.Rügheimer
Unter Mitarbeit zahlreicher Fachwissenschaftler
1980. 53 Abbildungen, 65 Tabellen. XIII, 227 Seiten
(Klinische Anästhesiologie und Intensivtherapie, Band 21)
DM 58,-
ISBN 3-540-10180-2

Springer-Verlag Berlin Heidelberg New York

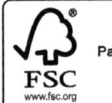

MIX
Papier aus verantwortungsvollen Quellen
Paper from responsible sources
FSC® C105338

If you have any concerns about our products,
you can contact us on
ProductSafety@springernature.com

In case Publisher is established outside the EU,
the EU authorized representative is:
**Springer Nature Customer Service Center GmbH
Europaplatz 3, 69115 Heidelberg, Germany**

Printed by Libri Plureos GmbH
in Hamburg, Germany